Romagna

Der Rücken-Doc:
Spinalkanalstenose

Thieme
QUALITÄTS-
GARANTIE

Liebe Leserin, lieber Leser,

wenn es um die eigene Gesundheit geht, darf man nichts dem Zufall überlassen. »Für eine bessere Medizin und mehr Gesundheit im Leben«: So lautet das Qualitätsversprechen der Marke Thieme. Ärztlich Tätige, Pflegekräfte, Physiotherapeuten oder Hebammen – sie alle verlassen sich darauf, dass sie von Thieme, dem führenden Anbieter von medizinischen Fachinformationen und Services, die entscheidenden Informationen zur richtigen Zeit am richtigen Ort bekommen. So können sie die Menschen, die sich ihnen anvertrauen, bestmöglich unterstützen. Auch Sie können sich auf die TRIAS Ratgeber mit dem Thieme Qualitätssiegel verlassen! Diese Informationsangebote helfen Ihnen dabei, die richtigen Entscheidungen zu treffen, wenn es um Ihre Gesundheit geht, selbst daran mitzuwirken, gesund zu werden, sich gesund zu erhalten oder das Fortschreiten einer Erkrankung zu vermeiden. Mit einem TRIAS Titel aus dem Hause Thieme überlassen Sie Ihre Gesundheit nicht dem Zufall!

Ihr TRIAS Team

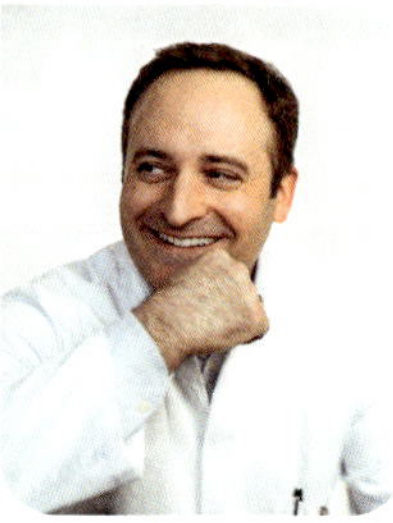

Priv.-Doz. (PMU Salzburg) Dr. med. Alexander Romagna, Neurochirurg mit Ausbildung in München, Salzburg und Toronto, betreut seit 2019 den Schwerpunkt komplexe Wirbelsäulenchirurgie an der München Klinik Bogenhausen. Seine Expertise liegt in der Behandlung schwieriger Wirbelsäulenleiden. Mit ruhiger Hand und einem klaren Blick für das Wesentliche führt er seine Patientinnen und Patienten durch den Heilungsprozess. Mit dem Motto »Klare Worte, starker Rücken« betont er die Bedeutung von verständlicher Kommunikation und Wissensvermittlung.

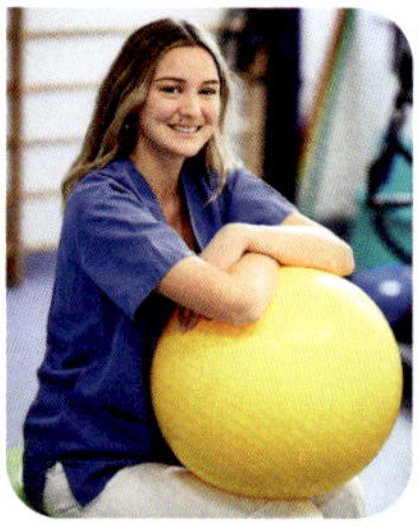

Ein besonderer Dank geht an Physiotherapeutin Lena Schwarz, ausgebildet in München und in Südtirol als Expertin für Wirbelsäulenerkrankungen tätig. Sie hat das Kapitel zur Physiotherapie maßgeblich bereichert. Ihr Motto: »Bewegung macht den Unterschied!«

Dr. med. Alexander Romagna

Der Rücken-Doc: Spinalkanalstenose

Die richtige Diagnose, die besten Therapien und die 20 wichtigsten Übungen

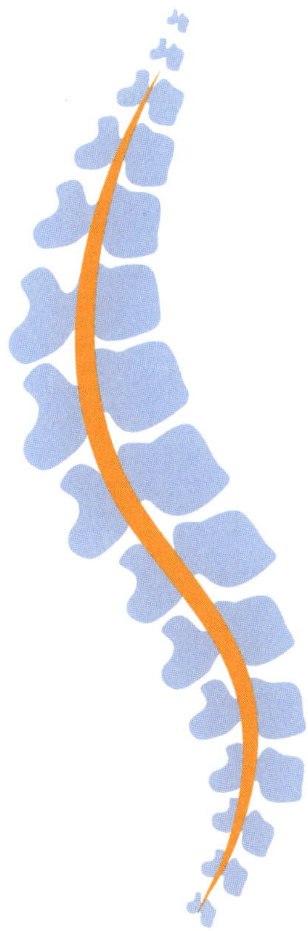

TRIAS

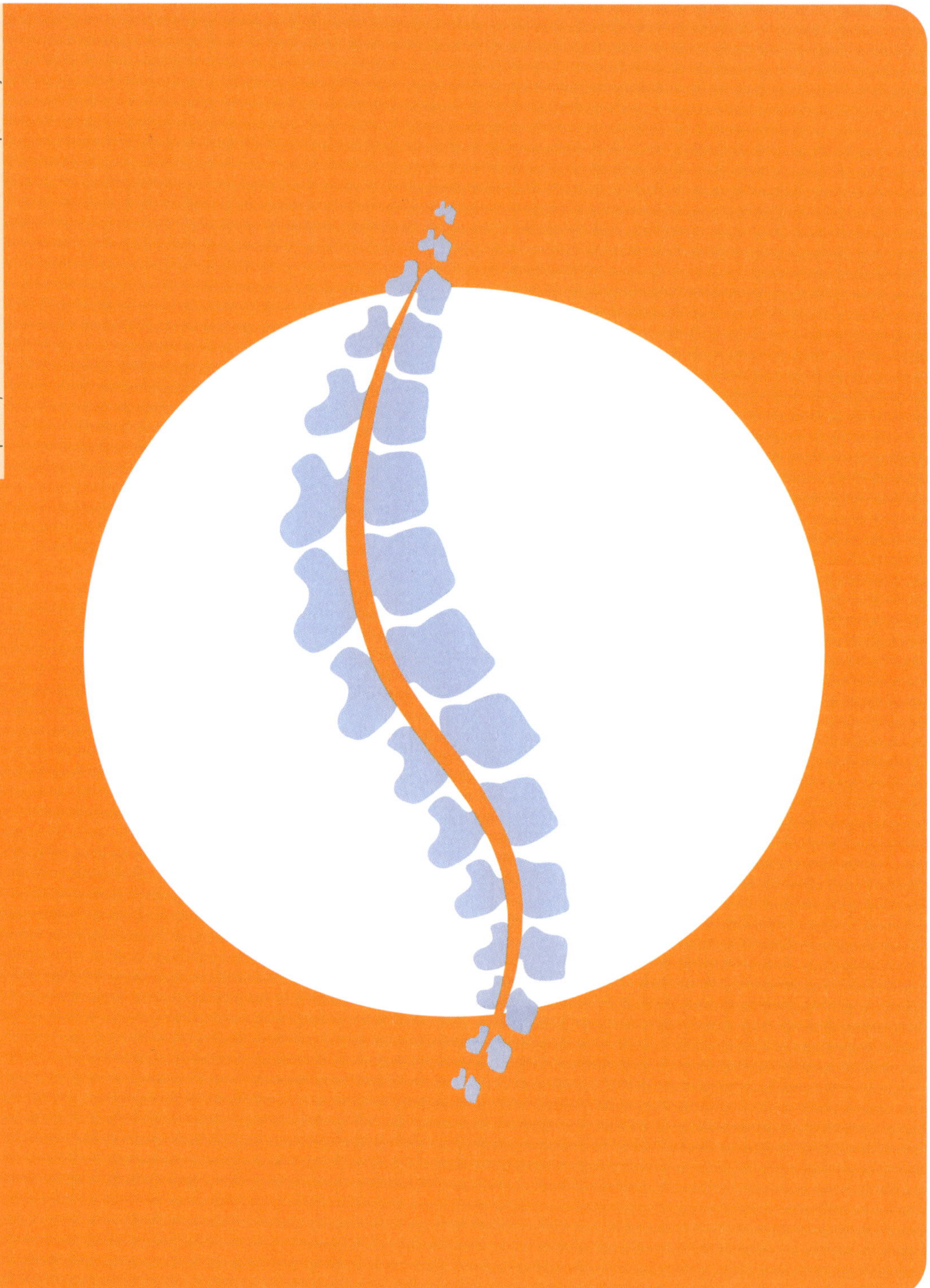

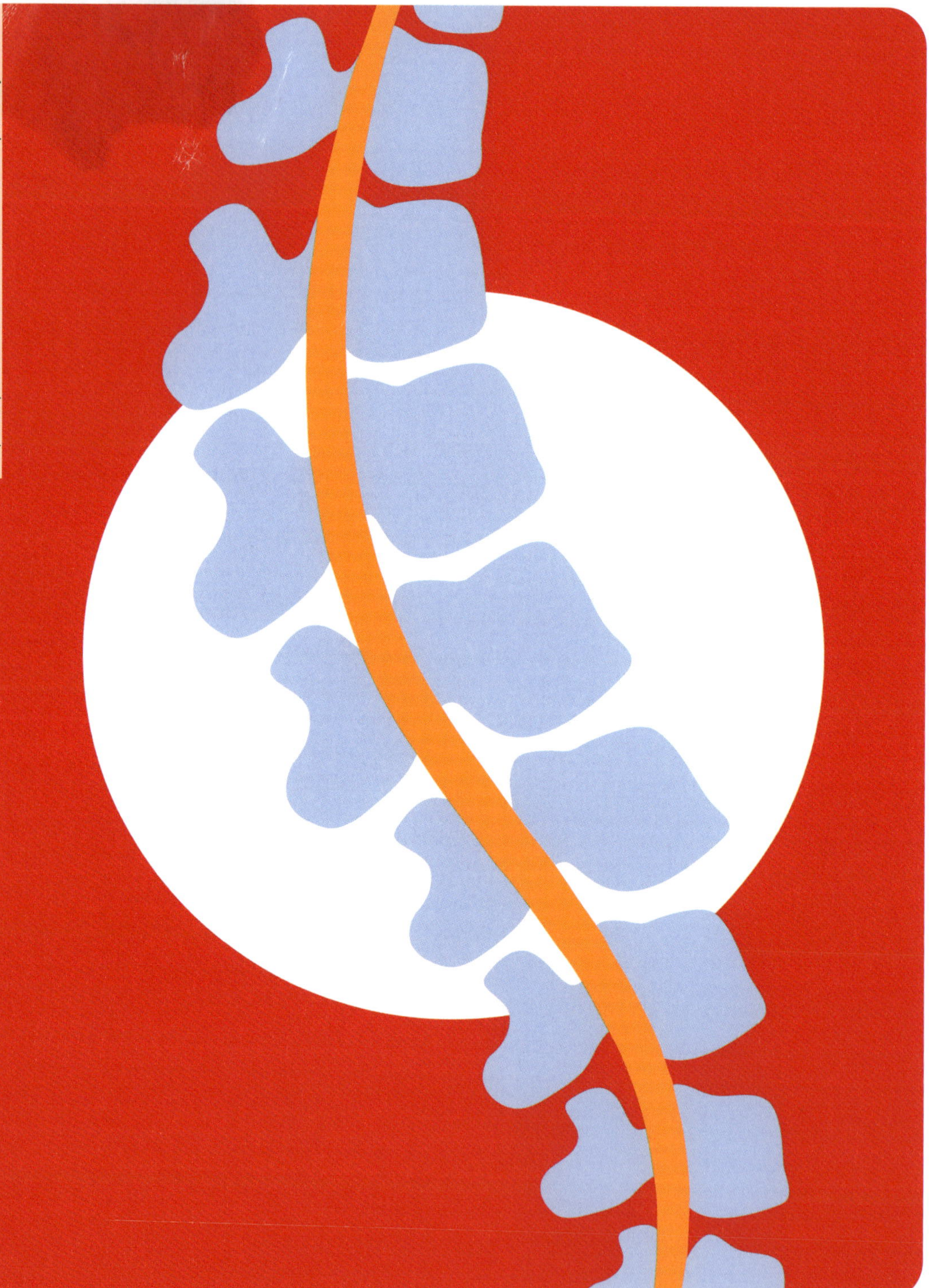

Liebe Leserinnen und Leser,

viele Menschen kennen das »Kreuz« mit den Kreuzschmerzen nur zu gut. Doch was tun, wenn der Schmerz einfach nicht nachlässt? Besonders ältere Menschen leiden oft an der sogenannten »Spinalkanalstenose« – einem Zustand, bei dem ein eingeklemmter Nerv im zu engen Wirbelkanal stärkste Schmerzen verursacht. Dies kann den Alltag erheblich einschränken und das Gehen zur Qual machen. Dieses Buch soll Ihnen helfen, die Erkrankung Spinalkanalstenose besser zu verstehen. Neben einem Blick »hinter die anatomischen Kulissen« soll allen Betroffenen praktisches Wissen vermittelt werden. Eine Spinalkanalstenose bedeutet nicht zwangsläufig, dass Sie Ihre Aktivitäten einschränken oder auf Ihren geliebten Sport verzichten müssen. Nein, das müssen Sie nicht! Eine gut trainierte Bauch- und Rückenmuskulatur kann die Symptome spürbar lindern und Ihnen mehr Lebensqualität zurückgeben.

Nicht-operative (in medizinischer Sprache ausgedrückt: konservative) Therapien wie Physiotherapie und Schmerzbehandlungen bieten ebenso die Möglichkeit, wieder ein normales Leben zu führen. Wenn die Schmerzen dennoch unerträglich werden und konservative Methoden keine durchgreifende Besserung bringen, kann letztendlich ein operativer Eingriff helfen. Moderne minimalinvasive Chirurgie ermöglicht solche Eingriffe heute auf sehr schonende Weise, was in den meisten Fällen zu einer schnellen Genesung führt.

Schlussendlich ist es wichtig, aktiv zu bleiben. Jeder Schritt – sowohl bildlich als auch buchstäblich – zählt! Dieses Buch versteht sich als kleiner Beitrag dazu: Denn nur ein aufgeklärter Patient, der seine Krankheit versteht, kann gemeinsam mit seinen Ärzten und Therapeuten maßgeschneiderte Behandlungsstrategien festlegen!

Ihr Alexander Romagna

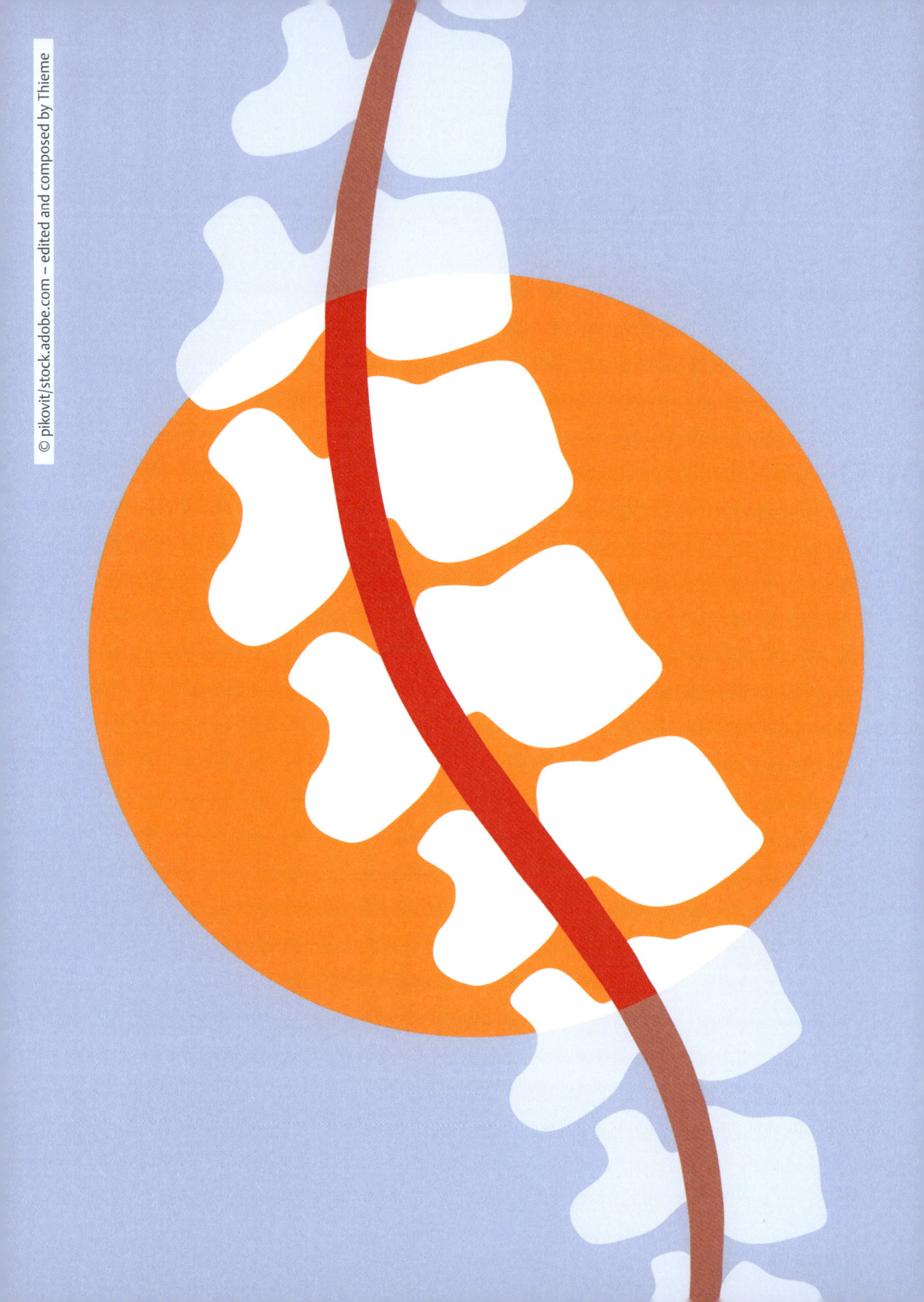

Spinalkanal-stenose – was passiert da?

Aufbau der Wirbelsäule: Werfen wir zunächst einen Blick hinter die Kulissen auf die Anatomie der Wirbelsäule.

Die Anatomie: ein Blick hinter die Kulissen

Entdecken Sie die komplexe Struktur der Wirbelsäule, die als Hauptstütze des Körpers dient. Erfahren Sie, wie ihre verschiedenen Teile Flexibilität und Stabilität ermöglichen.

Die Wirbelsäule ist das zentrale Stützgerüst des menschlichen Körpers. Sie ermöglicht Flexibilität und die Fähigkeit zum aufrechten Stehen und setzt sich aus mehr als 30 Wirbeln zusammen: 7 Halswirbeln, 12 Brustwirbeln, 5 Lendenwirbeln sowie 5 Kreuzbeinwirbeln und 3–4 Steißwirbeln, die das Steißbein formen.

Von der Seite betrachtet zeigt die Wirbelsäule vier sanfte Krümmungen: zwei nach vorne gerichtete (Lordosen) im Hals- und Lendenbereich und zwei nach hinten gerichtete (Kyphosen) im Brust- und Kreuzbeinbereich. Diese Krümmungen ermöglichen der Wirbelsäule, Stöße und Belastungen flexibel zu absorbieren. Je nach Körpergröße misst sie bei Männern durchschnittlich etwa 70 Zentimeter, bei Frauen etwa 60 Zentimeter.

Die Wirbelsäule erlaubt vielseitige Bewegungen des Rumpfes und absorbiert dabei effektiv die entstehenden Lasten. Dank ihrer Flexibilität ist sie auch äußerst widerstandsfähig. Im Alltag, insbesondere bei sportlichen Aktivitäten und körperlicher Arbeit, ist sie großen Belastungen ausgesetzt, denen sie nur durch ihre spezielle Bauweise standhalten kann. Der Knorpelüberzug der Wirbelgelenke ist daher im Verhältnis zur Gelenkgröße der dickste im gesamten Körper.

Zusätzlich erfüllt die Wirbelsäule eine wichtige Schutzfunktion für das Rückenmark und für die aus ihm austretenden Nervenwurzeln, die im Wirbelkanal verlaufen. Ähnlich wie der Schädel für das Gehirn, bietet die Wirbelsäule knöchernen Schutz für das Rückenmark.

Bewegungssegmente: Grundbausteine der Wirbelsäule

Die sogenannten Bewegungssegmente sind dafür verantwortlich, dass sich die Wirbelsäule in verschiedene Richtungen bewegen kann. Sie ermöglichen ein Vor-, Rück- und Seitwärtsneigen sowie eine Rotation und bestehen aus der Bandscheibe, den Nervenwurzellöchern, den Wirbelbogengelenken und den Bändern.

Bandscheiben – elastische Stoßdämpfer

Eine Bandscheibe befindet sich zwischen den einzelnen Wirbelkörpern und ist so etwas wie der »Stoßdämpfer« unserer Wirbelsäule. Sie ist vor allem für die Federung des Segmentes verantwortlich und besteht aus einem weichen inneren Kern und einem äußeren Faserring. Bei Belastung gibt die Bandscheibe Flüssigkeit ab, der innere weiche Teil wird breiter und das führt zu einer Spannung des äußeren Faserringes: Druckkraft wird zu Zugkraft. Zusätzlich ermöglicht die Bandscheibe, dass die Wirbelkörper gegeneinander verschiebbar sind und damit die gesamte Wirbelsäule beweglich bleibt.

Nervenwurzellöcher – Öffnungen für empfindliche Fasern

Die Nervenwurzellöcher bezeichnen in der segmentalen Anordnung der Wirbelsäule die knöchernen Austrittspunkte der Nervenwurzeln der Wirbelsäule, der

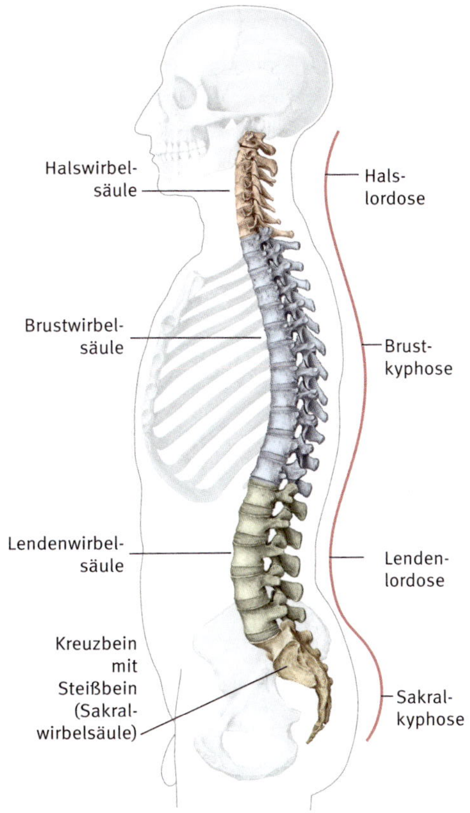

Schünke M, Schulte E, Schumacher U: Prometheus LernAtlas, Grafiken: Voll M und Wesker K; Thieme; 2018

Die Wirbelsäule

»Spinalnerven«. Ein Spinalnerv verlässt beidseits zwischen zwei Wirbeln den Wirbelkanal und zieht dann in die entsprechende Muskulatur bzw. in die spezifische Körperregion. Die Größe eines Nervenwurzelloches ist durch Änderung der Körperposition (z. B. Vornüberbeugen) in einem bestimmten Ausmaß variabel.

Wirbelbogengelenke – vielseitige Scharniere

Die Wirbelbogengelenke, oft auch »Facettengelenke« genannt, sind die kleinen Gelenke zwischen den Gelenkfortsätzen der benachbarten Wirbel. Anatomisch unterscheiden sich diese Gelenke an den verschiedenen Wirbelsäulenabschnitten in Form und Krümmung, was auch für die Wirbelkörper selbst gilt. Je näher am Kopf die Gelenke liegen, desto flacher und kleiner sind sie. Facettengelenke an der Lendenwirbelsäule sind gekrümmt und deutlich größer.

Schünke M, Schulte E, Schumacher U: Prometheus LernAtlas, Grafiken: Voll M und Wesker K; Thieme; 2022

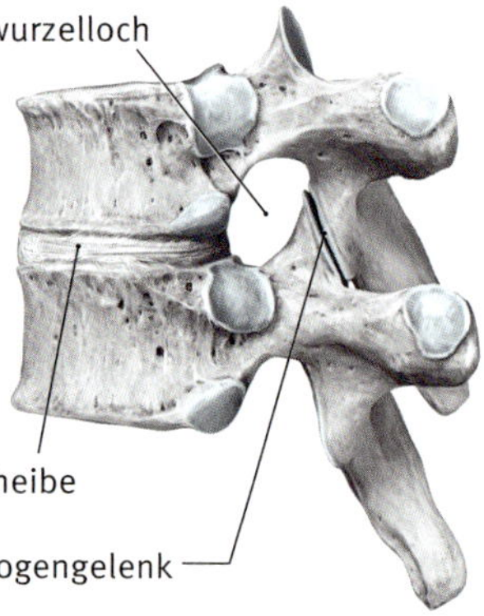

Das Bewegungssegment

Bänder – stützende Verbindungen

Die Bänder der Wirbelsäule sind feste Bindegewebsstränge. Sie verlaufen sowohl zwischen eng benachbarten Wirbeln als auch über längere Abschnitte. Ihre Hauptaufgabe ist die Stabilisierung der Wirbelsäule, wobei sie auch die Rückenmuskulatur unterstützen können. Besonders relevant bei der Entwicklung einer Spinalkanalstenose ist das sogenannte »gelbe« Band (»Ligamentum flavum«). Es erhält seine gelbe Farbe durch elastische Fasern und verbindet die Wirbelbögen zweier benachbarter Wirbel hinter den Gelenken. Im Alter kann es verdicken sowie verhärten und letztlich zu einer Einengung des Wirbelkanals führen.

Rückenmark & Nervenwurzeln: Zentrum der WS

Das Rückenmark, als Teil des zentralen Nervensystems, verläuft innerhalb des Wirbelkanals und erstreckt sich vom Gehirn bis etwa zur Höhe des ersten oder zweiten Lendenwirbels. Es dient als zentrale Verbindung für Nervenimpulse zwischen Gehirn und restlichem Körper. Auf Höhe des ersten oder zweiten Lendenwirbels endet das Rückenmark und die unteren Spinalnerven verlaufen wie in einem Pferdeschweif weiter im Wirbelkanal bis zum Kreuzbein und darüber hinaus. Sämtliche Nerven entspringen dabei paarweise aus den Nervenwurzeln, steigen zunächst im Wirbelkanal ab und treten schließlich durch die Nervenwurzellöcher aus.

Die Spinalnerven sind für die Versorgung spezifischer Körperregionen zuständig, wobei sie jeweils einen bestimmten Hautbereich oder bestimmte Muskeln »innervieren«. Das bedeutet, dass sie Bewegungssignale vom Gehirn an die Skelett- und Organmuskulatur übermitteln und gleichzeitig sensorische Informationen wie Berührung, Schmerz oder Temperatur vom Körper zurück an das Gehirn leiten. Verletzungen des Rückenmarks oder der Spinalnerven können daher weitreichende Folgen für sämtliche Organsysteme haben.

Muskeln: kraftvolle Stütze

Die Muskulatur des Rückens besteht aus tiefen und oberflächlichen Muskeln, die unterschiedliche Funktionen haben. Besonders wichtig für eine aufrechte Haltung und eine Vielzahl von Bewegungen sind die tiefen Muskeln, die direkt an der Wirbelsäule liegen. Dabei sind die langen Muskeln für Bewegungen nach vorne und hinten zuständig, während die quer verlaufenden Muskeln Drehbewegungen unterstützen. Auch die Bauchmuskeln spielen eine wichtige Rolle: Sie entlasten die Wirbelsäule und verringern den Druck auf die Bandscheiben, was bei vielen Rückenproblemen hilfreich ist.

Die Rückenmuskulatur lässt sich in zwei Hauptgruppen unterteilen: die primären (ortsständigen) und die sekundären Muskeln. Die primären Muskeln verlaufen entlang der Wirbelsäule und werden von den hinteren Ästen der Spinalnerven gesteuert. Sie sind in zwei Haupttrakte unterteilt: den lateralen Trakt (seitlich) und den medialen Trakt (mittig). Der laterale Trakt umfasst Muskeln wie den M. iliocostalis und den M. longissimus, die oft zusammen als »sakrospinales System« bezeichnet werden. Der mediale Trakt umfasst Muskeln wie den M. spinalis und den M. semispinalis.

Die Muskeln des Rückens sind von einer Faszie (Bindegewebe) umhüllt, die auch die oberflächlichen Muskeln im Nackenbereich bedeckt. Zusätzlich gibt es sekundäre Muskeln, die meist die obere Körperhälfte bewegen, sowie die Muskulatur, die für die Beweglichkeit der Arme zuständig ist (z. B. der M. trapezius und der M. latissimus dorsi).

Zusammengefasst spielen die Muskeln des Rückens eine entscheidende Rolle bei der Körperhaltung und Bewegung, indem sie sowohl die Wirbelsäule stabilisieren als auch komplexe Bewegungen ermöglichen.

Drei Säulen, dreifacher Rückhalt

Ein Blick auf die Lenden-, Brust- und Halswirbelsäule: drei Bereiche mit einzigartigen Eigenschaften, die Stabilität und Flexibilität für den Körper bieten.

Die Lendenwirbelsäule

Der unterste Teil der Wirbelsäule wird als Lendenwirbelsäule (LWS) bezeichnet. Dieser Bereich besteht aus fünf Wirbeln, welche im sogenannten Kreuzbein enden. Die LWS hat eine lordotische Krümmung, was einem umgedrehten C entspricht: Wenn die Wirbelsäule als eine S-förmige Struktur betrachtet wird, stellt die Lendenregion den unteren Teil dieses S dar. Wirbel in der LWS sind die größten der gesamten Wirbelsäule, was zur Folge hat, dass auch der Wirbelkanal in diesem Bereich größer ist als der in der Hals- und Brustwirbelsäule.

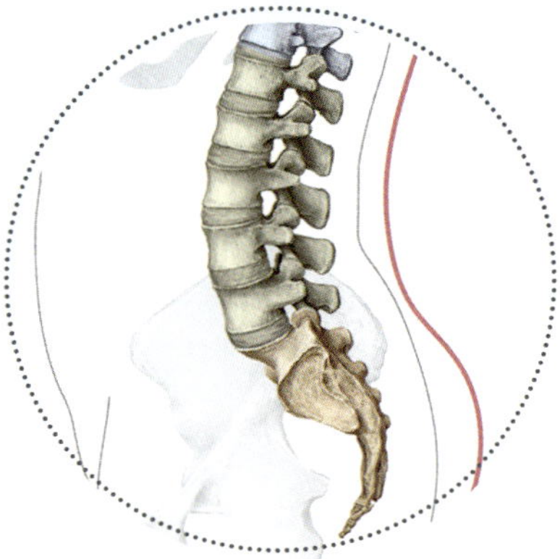

Schünke M, Schulte E, Schumacher U: Prometheus LernAtlas, Graken: Voll M und Wesker K; Thieme; 2018

Diese anatomischen Gegebenheiten machen die Lendenwirbelsäule jedoch auch anfällig für Schmerzen. Der Grund liegt in der hohen Belastung und den zahlreichen Bewegungen, die durch die Verbindung der Lendenwirbelsäule mit dem Becken entstehen. Diese Region ist somit besonders stark beansprucht, beispielsweise beim Heben schwerer Lasten oder beim Tragen schwerer Gegenstände.

Die Brustwirbelsäule

Die Brustwirbelsäule (BWS) besteht aus den 12 mittleren Wirbeln der Wirbelsäule. Diese Wirbel sind eng mit den Rippen verbunden und bilden den hinteren Teil des Brustkorbes zwischen Nacken und Zwerchfell. Dieser Teil der Wirbelsäule hat sehr schmale Bandscheiben, sodass die Möglichkeiten zur Bewegung zwischen den Wirbeln im Vergleich zur Lenden- oder Halswirbelsäule eingeschränkt sind. Auch

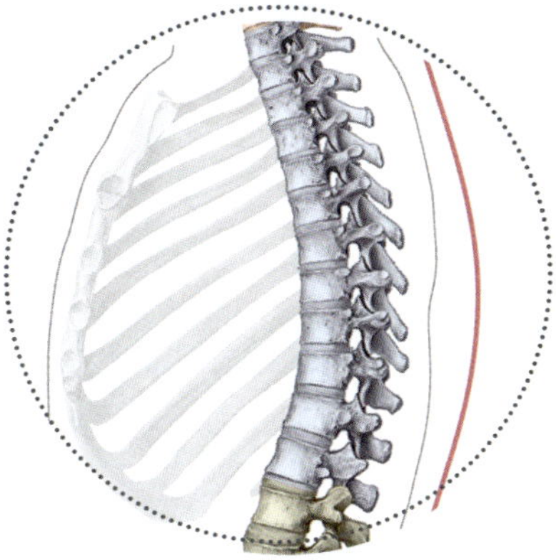

Schünke M, Schulte E, Schumacher U: Prometheus LernAtlas, Graken: Voll M und Wesker K; Thieme; 2018

der Platz im Wirbelkanal für die Nerven ist geringer. Die Krümmung der Brustwirbelsäule wird als kyphotisch (nach hinten gewölbt) bezeichnet.

Die Halswirbelsäule

Die Halswirbelsäule (HWS) besteht aus den ersten sieben Wirbeln der Wirbelsäule. Sie beginnt direkt unter dem Kopf und endet kurz über der Brustwirbelsäule. Die HWS hat eine lordotische Krümmung wie die LWS und ist sehr beweglich – man denke an all die Richtungen, in denen der Kopf bewegt werden kann! Im Gegensatz zum Rest der Wirbelsäule gibt es in jedem Wirbel der HWS spezielle Öffnungen für die Arterien (Blutgefäße, die Blut vom Herzen direkt zum Gehirn transportieren) sowie den Wirbelkanal, in welchem sich das Rückenmark befindet.

Zwei Wirbel in der Halswirbelsäule, der Atlas und der Axis, unterscheiden sich von den anderen Wirbeln, da sie speziell für die Kopf-/Hals-Rotation ausgelegt sind: Der Atlas – der erste Halswirbel – liegt zwischen dem Schädel und dem Rest der Wirbelsäule und ermöglicht durch seine Struktur das »Kopfnicken«. Er hat einen größeren vorderen sowie einen dünnen hinteren Bogen und zwei seitliche knöcherne Verdickungen. Der Atlas liegt auf dem zweiten Halswirbel, dem Axis. Der Axis hat einen knöchernen Vorsprung, der durch das Loch im Atlas ragt und beide zu einer funktionellen Einheit werden lässt. Damit kann der Kopf von Seite zu Seite gedreht werden: Besondere Bänder zwischen diesen beiden Wirbeln ermöglichen diese ausgeprochen große Rotation.

Die HWS ist zwar flexibel, aber auch sehr anfällig für Verletzungen, z. B. durch starke, plötzliche Bewegungen wie Schleuderunfälle. Dies liegt an der begrenzten Muskelunterstützung in der Halsregion und auch daran, dass dieser Teil der Wirbelsäule das Gewicht des Kopfes tragen muss.

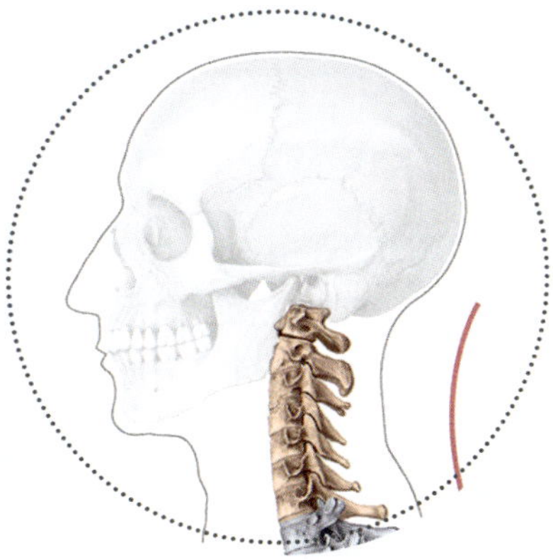

Schünke M, Schulte E, Schumacher U: Prometheus LernAtlas, Graken: Voll M und Wesker K; Thieme; 2018

Spinalkanalstenose: das enge Nervenspiel

Die lumbale Spinalkanalstenose: Wenn der Raum für Nerven eng wird und Schmerzen auf die Beine übergreifen.

Was ist eine lumbale Spinalkanalstenose?

Die lumbale Spinalkanalstenose ist definiert als eine Verengung des Spinalkanals der LWS.

Diese Verengung kann in zwei Formen auftreten: Bei einem Durchmesser des Wirbelkanals von weniger als 10 Millimetern spricht man von einer absoluten Stenose, bei 10–14 Millimetern von einer relativen Stenose. Diese rein messtechnische Definition ist allerdings oft nicht ausreichend, da die Verengung nicht nur ganz mittig, sondern auch in den Seitenbereichen des Kanals oder auch den Nervenwurzellöchern vorkommen kann.
Im medizinischen Kontext zeigt sich die lumbale Spinalkanalstenose als eine knöcherne und die Bänder betreffende Verengung des Spinalkanals, die mit Rückenschmerzen und belastungsabhängigen Symptomen in den Beinen einhergeht.

Ist das häufig? Wie kommt es dazu?

Die Häufigkeit der lumbalen Spinalkanalstenose nimmt in unserer Gesellschaft zu. Das hat mit der alternden Bevölkerungsstruktur zu tun: Mit der steigenden Lebenserwartung wächst auch die Zahl der Menschen, die von degenerativen Veränderungen, das heißt Abnutzung der Wirbelsäule, betroffen sind. Volkswirtschaftlich ist das Thema sehr brisant, denn die Auswirkungen auf Arbeitsfähigkeit und Privatleben sind teilweise gravierend. Dazu kommt der deutliche Anstieg der Zahl der Operationen an der Wirbelsäule, insbesondere bei der lumbalen Spinalkanalstenose. Besonders bei Menschen über 60 Jahren hat sich die Häufigkeit dieser Eingriffe rasant erhöht.

Doch wie kommt es genau zu dieser Einengung? Verschiedene Faktoren tragen dazu bei, dass der Spinalkanal im Laufe des Lebens enger werden kann. Einer der Hauptgründe ist die altersbedingte Abnutzung der Bandscheiben. Mit dem Verlust an Flüssigkeit und somit an Höhe der Bandscheiben erhöht sich die Belastung der Wirbelgelenke. Dies wiederum führt zu einer Verdickung der Bänder, insbesondere des Ligamentum flavum.

Im Rahmen dieser strukturellen Veränderungen kann es auch zu einem sogenannten Wirbelgleiten kommen. Dabei verschieben sich zwei oder mehrere benachbarte Wirbel gegeneinander und führen zu einer Verengung des Wirbelkanals – es entsteht Druck auf die darin verlaufenden Nervenstrukturen.

Allerdings sind die Symptome einer lumbalen Spinalkanalstenose nicht nur auf den mechanischen Druck zurückzuführen. Auch eine direkte verminderte Durchblutung der Nervenwurzeln soll

Veränderung des Wirbelkanals bei der lumbalen Spinalkanalstenose

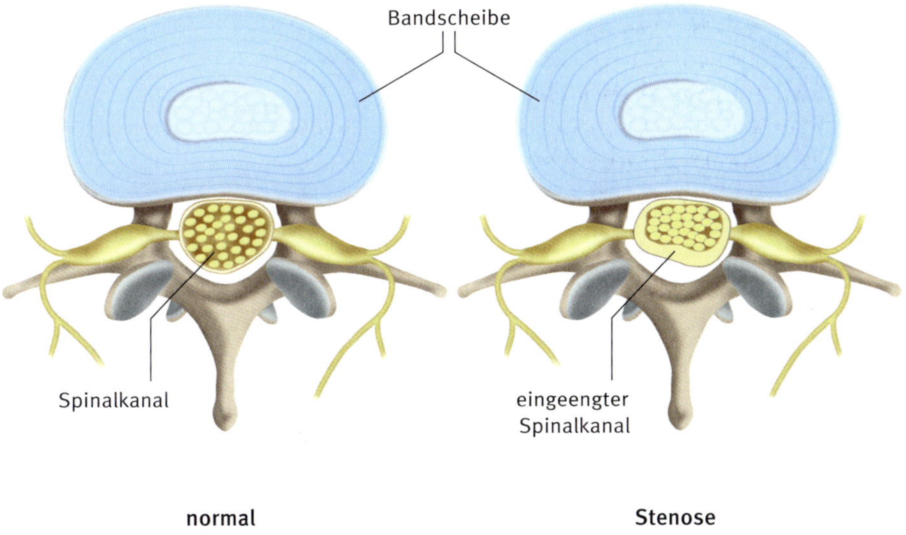

nach: Stein G, Eysel P, Scheyerer M, Hrsg. Expertise Orthopädie und Unfallchirurgie Wirbelsäule. 1. Auflage. Stuttgart: Georg Thieme Verlag; 2019.

eine Rolle spielen. Bei körperlicher Aktivität, wie etwa beim Gehen oder Stehen, kann die Blutversorgung der Nerven weiter eingeschränkt werden, was die Beschwerden verstärkt. Die typischen Symptome wie Schmerzen, Schwäche oder Taubheitsgefühle in den Beinen sind Ausdruck dieser beeinträchtigten Nervenfunktion und können die Lebensqualität der Betroffenen erheblich mindern.

Gehen und Radfahren: Veränderung des Spinalkanals durch Bewegung

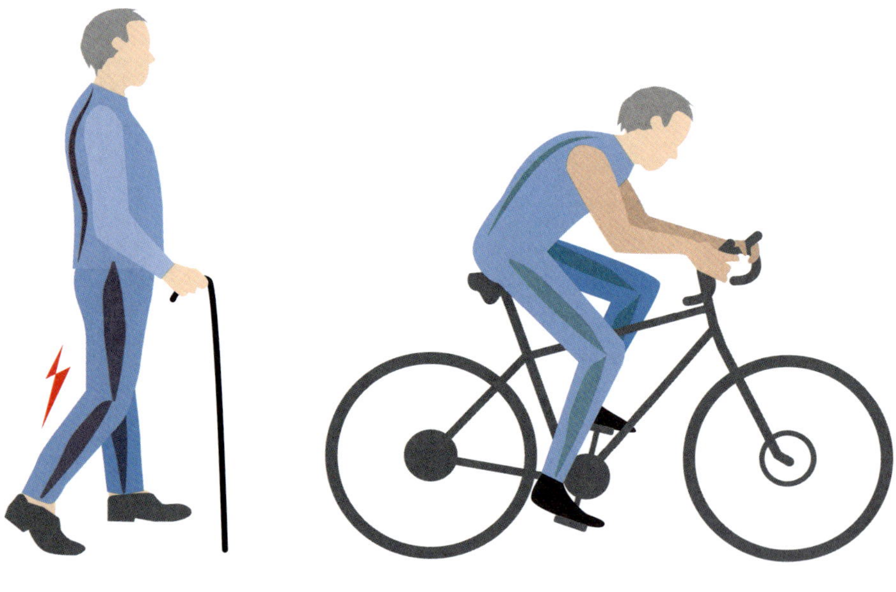

Symptome im Überblick

Die typischen Beschwerden sind Rückenschmerzen, die in die Beine ausstrahlen und sich je nach Belastung und Körperhaltung verstärken. Diese Symptome ähneln denen der sogenannten »Schaufensterkrankheit«, bei der die Betroffenen durch die Schmerzen gezwungen sind, oft, beziehungsweise »bei jedem Schaufenster«, stehen zu bleiben. Meistens berichten Patienten über jahrelange, langsam zunehmende Rückenschmerzen, die sowohl in die Nervenwurzeln als auch in die Beine ausstrahlen und mit unspezifischen Beschwerden wie Missempfindungen einhergehen und beim Gehen zunehmen. Die Beschwerden können sich schubweise verschlimmern und zu dauerhaften Nervenschäden und Schmerzen führen.

Im Gegensatz zu einer Gefäßerkrankung, bei der die Schmerzen beim Stehenbleiben nachlassen, bessern sich die Beschwerden bei einer Verengung des Lendenwirbelkanals oft erst in sitzender oder gebeugter Haltung. Zudem breiten sich die Schmerzen bei der Verengung des Lendenwirbelkanals von oben nach unten aus, während Puls und Haut unauffällig bleiben.

Besonders schwierig ist die Beurteilung bei älteren Patienten, die oft auch an anderen Erkrankungen wie über die gesamten Füße verteilten Nervenschäden (»Polyneuropathie«) oder Hüftarthrose leiden. In solchen Fällen treten die typischen Beinschmerzen manchmal in den Hintergrund und die gesamte Situation muss individuell betrachtet werden, um die Ursache und die passende Behandlung zu finden.

Wie wird eine Stenose festgestellt?

Bei der Diagnosestellung einer Spinalkanalstenose ist es entscheidend zu verstehen, welche Symptome bestehen und wie sich diese Symptome unter Belastung verändern. Dabei ist eine neurologische Untersuchung durch einen Facharzt sehr wichtig. Durch Untersuchung von Sensibilität und Muskelkraft kann eine erste Einschätzung gewonnen werden. Allerdings liefert solch eine Untersuchung in Ruhe häufig keine auffälligen Ergebnisse, was dazu führen kann, dass die Einschränkungen der Beweglichkeit und Lebensqualität des Patienten unterschätzt werden. Daher wird leider oft erst bei gravierenden Beeinträchtigungen oder Ruheschmerzen eine gezielte Therapie eingeleitet und die Diagnose verzögert sich.

Für eine genaue Diagnose bei hartnäckigen Schmerzen sind Bildgebungsverfahren sehr wichtig. Röntgenaufnahmen werden häufig als erste Untersuchung

Fahrradfahren

Typischerweise klagen Patienten über eine eingeschränkte Gehstrecke. Nach einigen wenigen Metern müssen sie sich zum Beispiel auf eine Parkbank setzen. In nach vorne gebeugter Haltung wird eine Linderung der Symptome erfahren. So ist das Fahrradfahren über mehrere Kilometer schmerzfrei möglich. Aber wie kommt das? Durch das Vornüberbeugen erweitern sich die Nervenwurzellöcher und die Nervenwurzeln erfahren deutlich weniger Druck! In der Konsequenz nehmen auch die Schmerzen in den Beinen ab.

Ischias-Schmerzen

»Zurzeit muss ich watscheln, weil ich einen wirklich schlimmen Ischias habe«, zitierten Medien vor kurzem die britische Sängerin Adele bei einem ihrer Auftritte. Aber was bedeutet es, einen »Ischias« zu haben? Der Ischias-Nerv ist der stärkste Nerv des menschlichen Körpers. Er besteht aus mehreren Nerven des LWS-Kreuzbein-Bereichs und ist zum Inbegriff von ausstrahlenden Rückenschmerzen geworden. Diese Schmerzen können akut oder chronisch sein und werden durch Reizung jeglicher Art des genannten Nervs ausgelöst. Bei anhaltenden Beschwerden sollte ärztlicher Rat gesucht werden. Schon die körperliche Untersuchung kann dabei helfen: Allein durch das Heben des Beines aus der Rückenlage kann der typische Schmerz ausgelöst werden (Lasègue-Test). Achtung: Bei einer Spinalkanalstenose ist dieser Test allerdings seltener positiv als beim Bandscheibenvorfall. Ob nun weitere Untersuchungen erforderlich sind, liegt im ärztlichen Ermessen und hängt unter anderem von Ausfällen der Sensibilität und Muskelkraft ab.

durchgeführt, helfen jedoch vor allem dabei, andere Erkrankungen wie Knochenbrüche oder starke Fehlstellungen der Wirbelsäule auszuschließen. In der Regel ist eine Magnetresonanztomografie (MRT) der beste Schritt, da sie eine detaillierte Darstellung der Weichteile ermöglicht und so eine genaue Diagnose der Beschwerden erleichtert. Manchmal kann auch eine Computertomografie (CT) nützlich sein, insbesondere zur Beurteilung der Knochenstrukturen.

Bildgebung

Die Einengung des Spinalkanals an der LWS erinnert an einen umgedrehten Napoleonshut. Bei Menschen über 60 Jahre zeigt etwa jede fünfte MRT eine lumbale Spinalkanalstenose, doch nicht jeder dieser Befunde geht mit Beschwerden einher. Es ist außerordentlich wichtig, dass die Bildgebung vom Arzt mit den klinischen Symptomen abgeglichen wird, um festzustellen, ob eine Therapie wirklich notwendig ist!

Da MRT- und CT-Aufnahmen oft nur in Ruheposition erstellt werden, können sie die Dynamik der Beschwerden nicht immer vollständig erfassen. In solchen Fällen können spezielle Aufnahmen bei Bewegung oder in seltenen Fällen zusätzliche Untersuchungen wie eine Myelografie, bei welcher Kontrastmittel in den Spinalkanal verabreicht wird, hilfreich sein, um genauere Informationen zu erhalten.

Was könnte es noch sein?

Eine Enge in den Beingefäßen führt zu der sogenannten »peripheren Gefäßerkrankung«. Sie kann leicht mit einer lumbalen Spinalkanalstenose verwechselt werden. Die Symptome beider Erkrankungen nehmen nämlich bei vermehrter körperlicher Belastung zu. Es gibt jedoch wichtige Unterschiede, wie in der Tabelle (Seite 22) dargestellt.

In Kürze: Bei der Schaufensterkrankheit durch die lumbale Spinalkanalstenose bleiben die Symptome auch im Stehen bestehen, selbst wenn man sich ausruht, und sie bessern sich oft, wenn man sich nach vorne beugt. Bei der Schaufensterkrankheit aufgrund einer peripheren Gefäßerkrankung verschwinden die Beschwerden in Ruhe vollständig. Auch Fahrradfahren wird von Patienten mit einer lumbalen Spinalkanalstenose oft besser vertragen als Gehen, während dies bei Patienten mit einer peripheren Gefäßerkrankung nicht der Fall ist.

Andere mögliche Diagnosen, die in Betracht gezogen werden sollten, sind:

Magnetresonanztomografie einer Lendenwirbelsäule mit Spinalkanalstenose

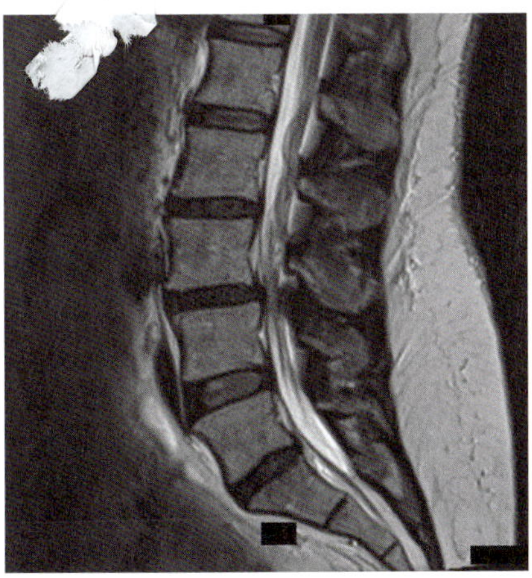

Stenose der LWS in Seitenansicht

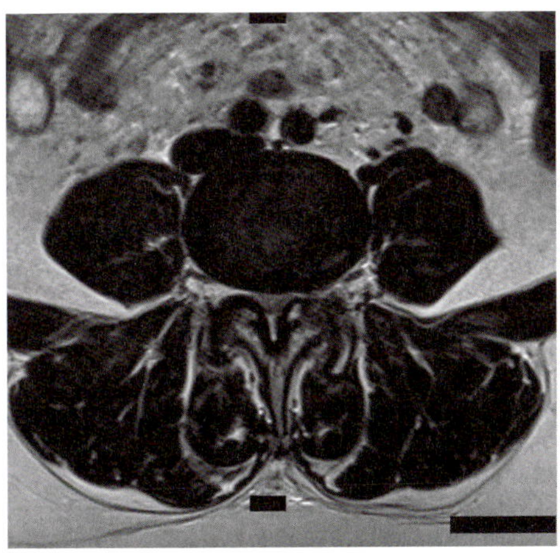

Stenose der LWS im Querschnitt

Heider F C, Siepe C J. Die lumbale Spinalkanalstenose. Orthopädie und Unfallchirurgie up2date 2024; 19(06): 561–583. doi:10.1055/a-2343-8566

Unspezifische Rückenschmerzen, die durch Abnutzung der Wirbelsäule verursacht werden, oder Schmerzen, die von Organen im Bauchraum (z. B. durch eine Infektion oder Tumore) ausgehen, können teilweise ähnliche Symptome wie die einer lumbalen Spinalkanalstenose hervorrufen. Eine typische damit einhergehende Schaufensterkrankheit ist jedoch ungewöhnlich.

Die sogenannte »Polyneuropathie«: Dabei handelt es sich um eine Nervenschädigung in den Armen und Beinen. Typische Beschwerden sind Kribbeln, Taubheitsgefühle, Schwäche oder Schmerzen in diesen Bereichen. Im Unterschied zur lumbalen Spinalkanalstenose wird sie aber normalerweise nicht so stark durch Bewegung oder Körperhaltung beeinflusst.

Arthrose (Gelenkverschleiß) in den Hüften oder Knien kann beim Gehen zu Schmerzen führen, aber die Schmerzen sind normalerweise auf die betroffenen Gelenke begrenzt.

Unterschiede zwischen einer lumbalen Spinalkanalstenose und einer peripheren Gefäßerkrankung

Symptome	Lumbale Spinalkanalstenose	Periphere Gefäßerkrankung
Art	Schmerz/Kribbeln/ Schwäche	Schmerz/Krämpfe/ Engegefühl
Zunahme beim Gehen	ja	ja
Linderung beim vornübergebeugten Gehen	ja	nein
Linderung im aufrechten Stehen	nein	möglich
Linderung im Sitzen	binnen Minuten	häufig
Zunahmen beim Bergaufgehen/ Treppensteigen	nein/weniger	häufig
Zunahme beim Bergabgehen	ja	ja
Zunahme beim Radfahren mit gebeugtem Rücken	nein	ja
Zunahme beim Radfahren mit geradem Rücken	häufig	ja

Gefäßfehlbildungen in der Wirbelsäule, sogenannte »Fisteln«, sind sehr selten, können aber Symptome verursachen, die denen einer lumbalen Spinalkanalstenose ähneln. Diese Symptome sind jedoch oft weniger vorhersehbar und können auch Schwäche und Schweregefühl in den Beinen verursachen.

Entzündliche Erkrankungen der Nervenwurzeln im unteren Rückenbereich können ebenfalls neurologische Ausfälle verursachen, aber sie führen normalerweise nicht zu einer Schaufensterkrankheit.

Tumore in der Wirbelsäule kommen ebenfalls in Frage. Allerdings verursachen diese normalerweise anhaltende Schmerzen, welche auch nachts und bewegungsunabhängig auftreten, sowie neurologische Ausfälle, die sich mit der Zeit verschlechtern.

Das Tethered-Cord-Syndrom kann eine weitere Ursache sein. Dabei handelt es sich um ein seltenes angeborenes Syndrom, bei dem das Rückenmark im unteren Rückenbereich festgewachsen ist und sich nicht frei bewegen kann. Auch hier treten Beschwerden wie Rückenschmerzen, Beinschmerzen und gelegentlich Probleme mit der Blasen- oder Darmkontrolle auf. Diese Erkrankung zeigt sich meist im Kindesalter, kann aber auch erst im Erwachsenenalter Symptome verursachen.

Zusammengefasst gibt es viele Krankheiten, die ähnliche Symptome wie eine Spinalkanalstenose der LWS verursachen können. Um die genaue Ursache festzustellen, ist eine gründliche fachärztliche Untersuchung nötig.

HWS-Stenose: Rückenmark unter Druck

Eine Spinalkanalstenose der HWS tritt zwar etwas seltener auf, kann jedoch aufgrund der besonderen Anatomie der Halswirbelsäule schwerwiegende Folgen haben. Wie bereits erwähnt, besteht die Halswirbelsäule aus sieben sehr beweglichen Wirbeln. Verschleißerscheinungen treten hauptsächlich im unteren Bereich auf, also zwischen dem 5. und dem 7. Halswirbel (Übergang von der beweglichen Halswirbelsäule zur steiferen Brustwirbelsäule).

Was passiert? Bei einer Enge in der HWS kann es im Unterschied zur LWS neben einer Nervenwurzeleinengung auch zu einer Einengung des Rückenmarks kommen. Ursächlich sind dafür hauptsächlich altersbedingte Verschleißerscheinungen, die an verschiedenen Stellen des HWS-Kanals auftreten können.

Bei einigen Menschen, insbesondere in Asien, kann das hintere Längsband der Wirbelsäule verkalken, was ebenfalls zu einer Verengung führt.

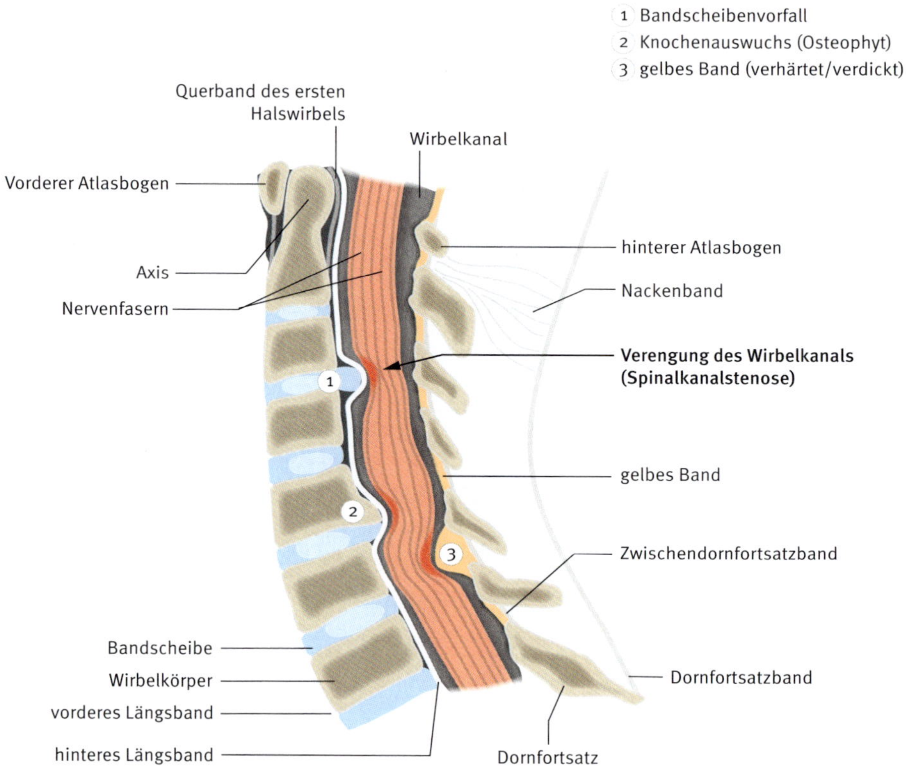

Spinalkanalstenose der HWS

Eine Einengung des HWS-Rückenmarks kann mit schweren neurologischen Einschränkungen einhergehen. Dies zeigt sich in unterschiedlichen Symptomen, z. B. Geschicklichkeitsstörungen, Schmerzen oder Missempfindungen in Armen und Beinen, Schwäche, Gangunsicherheit oder Problemen beim Wasserlassen. Selbst kleine Verletzungen können bei bestehender Stenose zu schweren Schäden am Rückenmark führen.

Bei einer seitlichen Verengung des Wirbelkanals können starke Schmerzen, Missempfindungen oder eine Muskelschwäche entsprechend den Nervenwurzeln der Schultergürtelmuskulatur, Arme und Hände auftreten. Die Symptome werden oft schlimmer, wenn der Kopf nach hinten oder zur betroffenen Seite gedreht wird. Auch Husten oder Niesen kann die Beschwerden verstärken.

Um eine Stenose zu diagnostizieren, hilft wie bei der LWS vor allem ein MRT. Allerdings führen nicht alle Veränderungen, die im MRT gefunden werden, tatsächlich zu Symptomen. Zum Beispiel wurde bei fast einem Drittel der älteren Menschen ohne Beschwerden eine leichte Einengung des HWS-Wirbelkanals im MRT festgestellt.

Und an der BWS?

Eine Spinalkanalstenose tritt im Bereich der BWS nur selten auf. Wenn sie jedoch vorkommt, sind meist die Wirbel der oberen oder unteren BWS betroffen. Diese spezielle Form der Wirbelkanalverengung kann sich durch verschiedene Symptome bemerkbar machen, wie z. B. Schwäche in den Beinen, Probleme beim Gehen oder Gleichgewichtsstörungen sowie Kribbeln oder Taubheitsgefühle in den Beinen. Das Gefühl der Schwäche in den Beinen verschlimmert sich oft beim Stehen, während es sich im Sitzen bessert. Zudem können Schmerzen im unteren Rücken oder im Brustbereich auftreten.

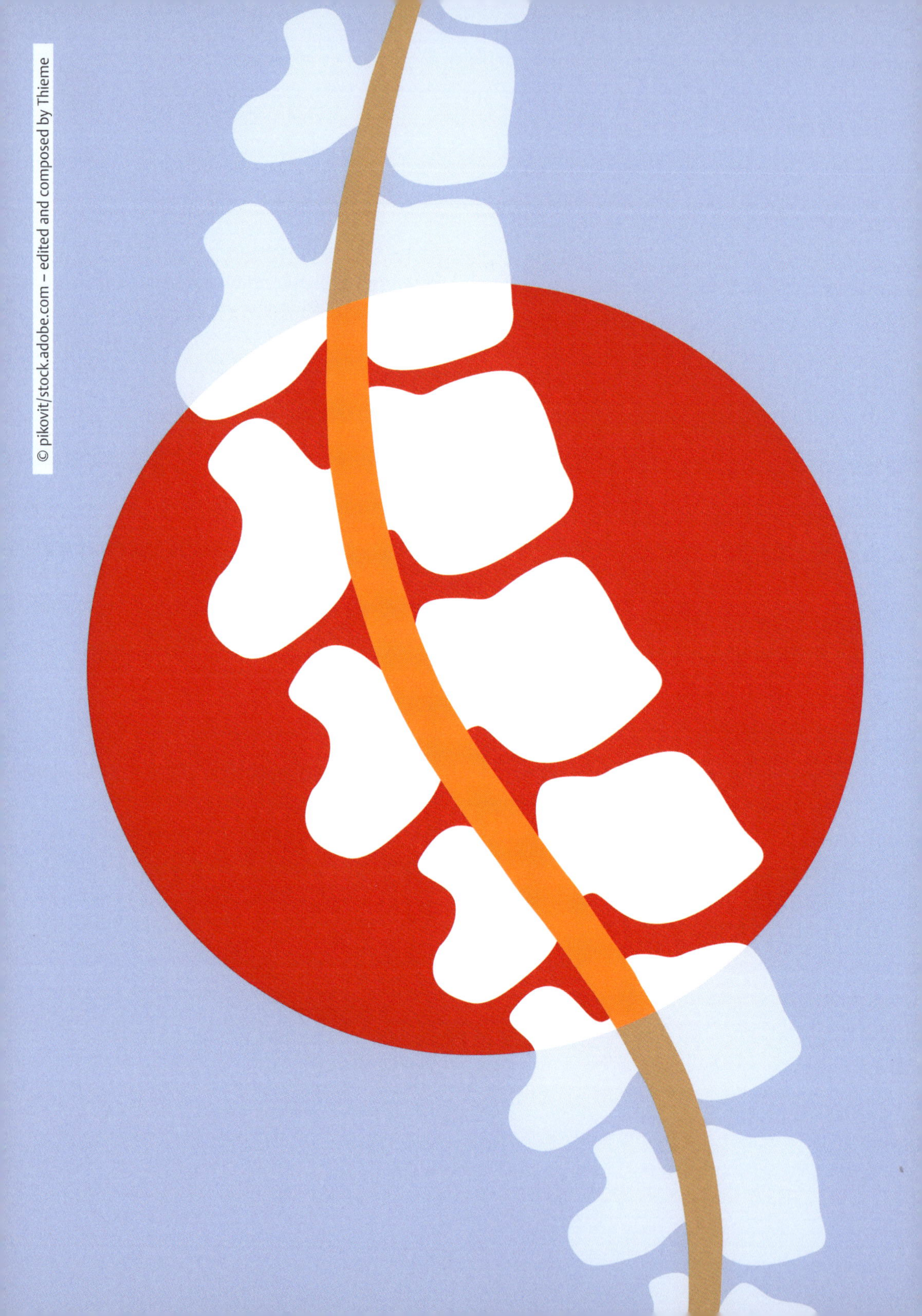

Therapie: was hilft?

Schmerzfreiheit in Sicht: Optionen zur effektiven Schmerzlinderung!

Therapie-Optionen

Entdecken Sie die verschiedenen Ansätze zur Linderung von Schmerzen bei Spinalkanalstenose – von Physiotherapie bis zu operativen Lösungen!

Nach der Diagnose einer Spinalkanalstenose gibt es verschiedene Behandlungsmöglichkeiten, die gemeinsam mit Ihrem Arzt abgewogen werden sollten. Grundsätzlich wird zwischen konservativen (nicht-operativen) und operativen Therapieansätzen unterschieden.

Konservative Behandlung

Der erste Schritt besteht in der Regel aus einer konservativen Behandlung, also nicht-operativen Maßnahmen. Das Ziel ist, Schmerzen zu lindern und die Beweglichkeit zu erhalten, ohne einen operativen Eingriff durchführen zu müssen. Zu den häufigsten Maßnahmen gehören:

Schmerzmittel: Medikamente wie Ibuprofen oder andere Schmerzmittel können helfen, die Schmerzen zu kontrollieren. In seltenen Fällen, wenn die Schmerzen besonders stark sind, kommen auch stärkere, verschreibungspflichtige Mittel zum Einsatz.

Physiotherapie und Ergotherapie: Physiotherapie zielt darauf ab, durch gezielte Übungen die Muskulatur rund um die Wirbelsäule zu stärken und zu dehnen. So kann die Körperhaltung verbessert und die Wirbelsäule entlastet werden. Ergotherapie hilft Ihnen, Strategien zu entwickeln, Bewegungen im Alltag so zu gestalten, dass die Schmerzen gemindert werden. Dies trägt insgesamt dazu bei, Ihre Mobilität zu verbessern und den Alltag leichter zu bewältigen.

Gewichtsreduktion: Ein wichtiger Teil der konservativen Therapie, besonders für übergewichtige Patienten, ist die Gewichtsabnahme. Übergewicht übt zusätzlichen Druck auf die Wirbelsäule aus und kann die Beschwerden verstärken. Durch Gewichtsreduktion lässt sich die Belastung des Rückens verringern, was oft zu einer spürbaren Schmerzlinderung führt. Hierbei können Sportarten wie Radfahren oder Wassergymnastik besonders hilfreich sein, da sie die Wirbelsäule schonen. Auch eine Ernährungsumstellung sollte Teil eines Abnehmprogramms sein, um das Körpergewicht langfristig zu reduzieren.

Schmerzspritzen (Infiltrationen): In einigen Fällen können sogenannte Infiltrationen eingesetzt werden. Dabei spritzt der Arzt ein schmerzstillendes Medikament direkt an die betroffenen Nervenwurzeln, um dort lokal die Schmerzen zu reduzieren.

Multimodale Schmerztherapie: Eine ganzheitliche Methode ist die sogenannte multimodale Schmerztherapie. Sie kombiniert verschiedene Ansätze wie Physiotherapie, psychologische Unterstützung und Entspannungstechniken, um die Schmerzen sowohl körperlich als auch psychisch zu bekämpfen. Diese Therapieform kann besonders dann hilfreich sein, wenn Schmerzen nicht nur durch körperliche, sondern auch durch emotionale oder soziale Belastungen verstärkt werden.

Insgesamt zielt also die konservative Behandlung darauf ab, Ihre Beschwerden zu lindern und Ihre Beweglichkeit zu erhalten, ohne eine Operation notwendig zu machen. Diese Maßnahmen werden in der Regel als erste Option empfohlen, da viele Patienten durch diese Ansätze bereits eine deutliche Verbesserung ihrer Lebensqualität erreichen können.

Wann ist eine Operation notwendig?

Eine Operation wird in Betracht gezogen, wenn die konservativen Maßnahmen nicht ausreichend wirken oder wenn die Symptome sich verschlimmern. Beson-

Die Optionen sind in Kürze

Konservative Behandlung

- Schmerzmittel
- Physiotherapie und Ergotherapie
- wirbelsäulennahe Schmerzspritzen (»Infiltrationen«)
- Kombination der genannten Therapien, z. B. als stationäre »multimodale« Schmerztherapie

Operative Behandlung

- knöcherne Erweiterung des Spinalkanals, bei Wirbelgleiten unter Umständen mit »Versteifung«

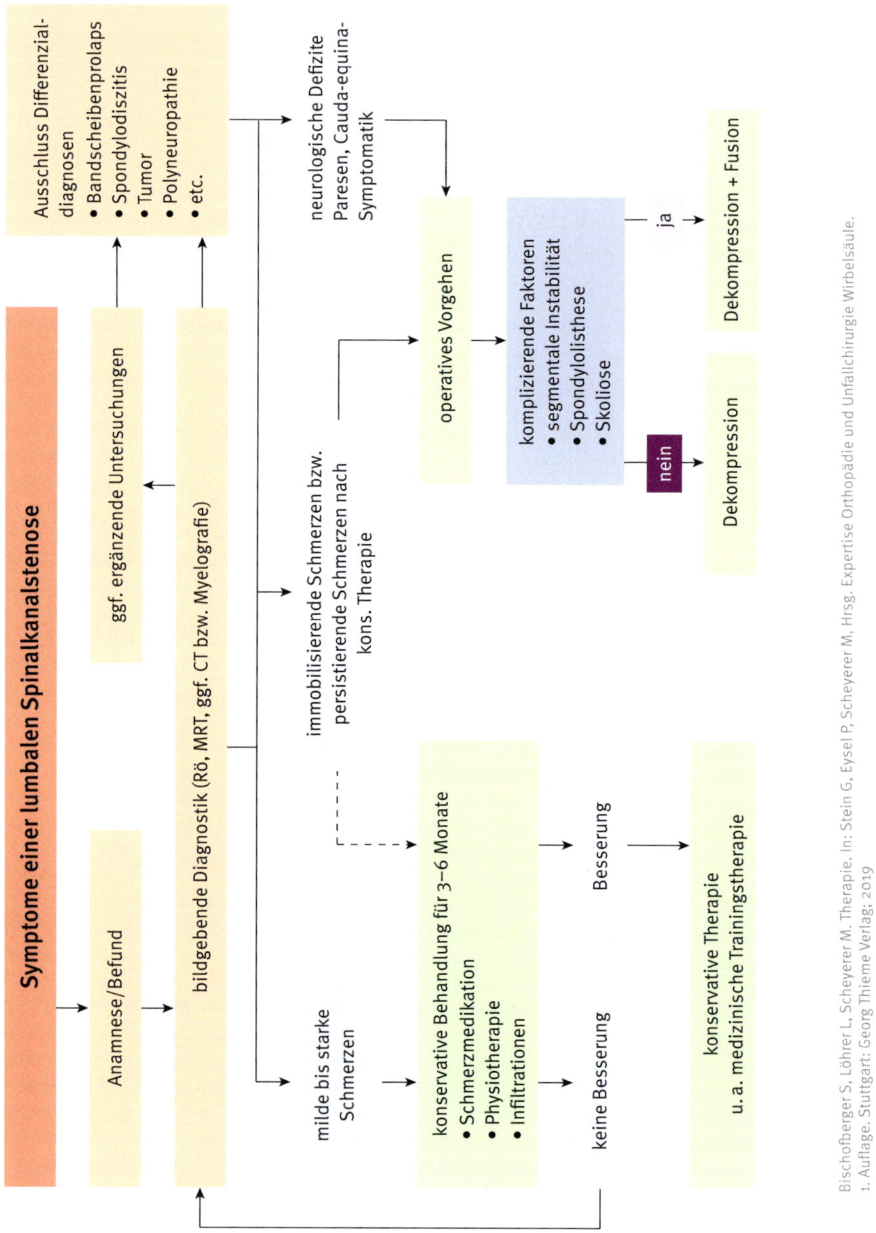

Behandlungsalgorithmus bei lumbaler Spinalkanalstenose

ders bei neurologischen Problemen, z. B. Taubheitsgefühlen, Lähmungen oder dem sogenannten Cauda-equina-Syndrom (einer schweren Kompression sämtlicher Nervenwurzeln der LWS), ist oft eine Operation notwendig, um den Druck auf die Nerven zu verringern und bleibende Schäden zu verhindern.

Bei der operativen Behandlung wird der Spinalkanal erweitert, um den Druck auf die Nerven zu lindern. Dies geschieht durch die Entfernung von knöchernen Engstellen oder Bändern, die den Kanal verengen (Dekompression). In Fällen, in denen die Wirbel instabil sind, wie etwa bei einem Wirbelgleiten, kann zusätzlich eine Versteifung der Wirbelsäule notwendig sein, um Stabilität zu schaffen.

Konservativ oder operativ – was ist besser?

Die Entscheidung, ob eine konservative oder operative Behandlung die richtige Wahl ist, hängt von verschiedenen Faktoren ab, z. B. dem Ausmaß der Beschwerden und den individuellen Bedürfnissen.

Oft ergänzen sich beide Ansätze: Eine konservative Behandlung kann in vielen Fällen den Schmerz lindern und die Beweglichkeit erhalten, während eine Operation bei schweren Fällen oder bei Versagen der konservativen Maßnahmen die mechanische Ursache der Beschwerden behebt.

Der sechswöchige Trainingsplan (Seite 52) soll Ihre Eigenverantwortung fördern und kann außerdem helfen, die Therapie langfristig zu unterstützen – egal, ob Sie sich für eine konservative Behandlung oder eine Operation entscheiden. Selbst nach einer Operation bleibt Bewegung wichtig, um den Heilungsprozess zu fördern und langfristig schmerzfrei zu bleiben.

Zusammengefasst: Die konservative Behandlung – bestehend aus Schmerzmitteln, Physiotherapie, Gewichtsreduktion und Schmerzspritzen – wird häufig zuerst angewendet, um die Beschwerden ohne Operation zu lindern. Sollte dies nicht ausreichen oder sollten neurologische Probleme auftreten, kann eine Operation sinnvoll sein, um den Spinalkanal zu erweitern und den Druck auf die Nerven zu mindern.

OP an der LWS

Wie ausführlich zuvor dargelegt: Zum Skalpell wird gegriffen, wenn alle oben genannten konservativen Maßnahmen ausgeschöpft sind. Dennoch haben Wirbelsäulen-OPs in vielen Medien oft einen schlechten Ruf: Sie seien teuer, unnötig und gefährlich, heißt es. Das gilt auch für die Operation an der Spinalkanalstenose der Lendenwirbelsäule, dem Abschnitt der Wirbelsäule, an dem am häufigsten operiert wird. Aber was genau passiert bei einem solchen Eingriff?

Zehn Fakten über die Spinalkanalstenose der LWS

1 Was ist eine Spinalkanalstenose der LWS?

Die Spinalkanalstenose der LWS ist eine Erkrankung im Bereich der unteren Wirbelsäule, die zu Beschwerden im Rücken und/oder in den Beinen führt. Sie betrifft etwa ein Zehntel der Gesamtbevölkerung und ist bei älteren Menschen sehr häufig.

2 Was verursacht eine Spinalkanalstenose der LWS?

Die häufigste Ursache für eine Spinalkanalstenose der LWS ist altersbedingter Verschleiß, der die Öffnungen (Kanäle) in der Wirbelsäule verengt, durch welche die Nerven austreten. Dies führt zu Reizung und/oder Kompression der Spinalnerven.

3 Was sind die Symptome einer Spinalkanalstenose der LWS?

Typische Symptome einer Spinalkanalstenose der LWS sind Schmerzen im unteren Rücken, im Gesäß, in den Oberschenkeln oder Waden bis zu den Zehen. Diese Symptome verschlimmern sich in der Regel beim Stehen und Gehen, da die Nervenwurzellöcher während dieser Aktivitäten enger werden.

4 Warum fühle ich mich besser, wenn ich sitze?

Beim Sitzen dehnen sich die Nervenwurzellöcher in der Wirbelsäule aus, was die Enge an den Nerven verringert und die Symptome (meist nur kurzzeitig) lindern kann.

5 Sind MRT-Untersuchungen zur Diagnose einer Spinalkanalstenose der LWS notwendig?

Eine Ersteinschätzung erfolgt anhand der Symptome und einer körperlichen Untersuchung. MRT-Untersuchungen können darüber hinaus dem medizinischen Fachpersonal hilfreiche Informationen dafür liefern, eine Spinalkanalstenose als Ursache festzulegen.

6 Was sind andere Ursachen für Beinschmerzen?

Obwohl die Spinalkanalstenose der LWS eine häufige Erkrankung ist, sind nicht alle Beinschmerzen darauf zurückzuführen. Zum Beispiel können Beinschmerzen durch muskuläre Probleme, eine verminderte Beindurchblutung oder auch durch Erkrankungen des Hüftgelenks verursacht werden.

7 Wie wird die Spinalkanalstenose der LWS behandelt?

Die Behandlung der Spinalkanalstenose der LWS reicht von konservativer Therapie bis zu chirurgischen Eingriffen. Darüber hinaus ist ein aktiver Lebensstil für einen langfristigen Nutzen der Behandlung sehr wichtig.

8 Der radiologische Befund meines MRTs beschreibt »degenerative Veränderungen« meiner Wirbelsäule. Was bedeutet das?

Mit zunehmendem Alter entwickeln die meisten Menschen degenerative Veränderungen (Verschleiß) in ihrer Wirbelsäule, aber nicht jeder hat Symptome davon. Es ist wichtig zu begreifen, ob die radiologische Bildgebung mit den Symptomen des Patienten sowie den Befunden der körperlichen Untersuchung übereinstimmt. Daher erfolgt jegliche Behandlung in Zusammenschau aller Befunde.

9 Was ist die konservative Therapie bei einer Spinalkanalstenose der LWS?

Eine konservative Therapie wird als erste Behandlungsoption bei der Spinalkanalstenose der LWS empfohlen. Effektive konservative Therapien umfassen zunächst Aufklärung über das Krankheitsbild und dann verschiedene physiotherapeutische Ansätze mit (zumindest zeitweise) Schmerzmitteln. Die meisten Menschen erfahren schon durch eine gezielte konservative Therapie eine Besserung.

10 Was ist eine chirurgische Dekompression?

Eine chirurgische Behandlung wird empfohlen, wenn es zu einer erheblichen Verschlechterung der Symptome und der Funktion bei einer Spinalkanalstenose der LWS kommt und die konservative Therapie nicht mehr greift. Es gibt verschiedene chirurgische Techniken, z. B. die sogenannte »Dekompression«. Eine Dekompression bedeutet das Entfernen von Knochen und Bändern aus der Wirbelsäule, um die Größe des Wirbelkanals und der Nervenwurzellöcher zu erweitern.

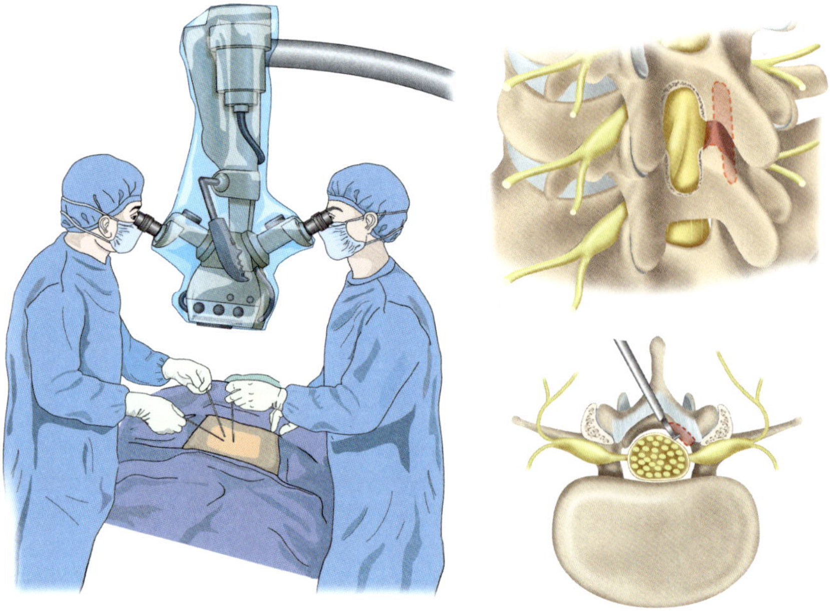

Heider F, Mayer H. Dorsale Zugänge – LWS. In: Stein G, Eysel P, Scheyerer M, Hrsg. Expertise Orthopädie und Unfallchirurgie Wirbelsäule. 1. Auflage. Stuttgart: Thieme; 2019

Mikrochirurgische »Fensterung«

Sind diese Ängste berechtigt? Um diese Frage zu beantworten, wird zunächst ein OP-Ablauf dargelegt. Vorab: Die operative Behandlung einer Spinalkanalstenose an der LWS ist ein seit Jahrzehnten etabliertes und standardisiertes Verfahren.

Die Operation erfolgt in Vollnarkose in Bauchlage. Sprich, nach der Vollnarkose werden Sie auf den OP-Tisch auf den Bauch gedreht. Die Narkoseärzte überwachen von nun an Ihren Blutdruck, Ihre Atmung und viele andere Werte. Nach Festlegung des OP-Gebietes durch ein intraoperatives Röntgenbild wird die Haut gründlich gereinigt und der OP-Bereich abgedeckt. Der Schnitt an der LWS ist bei der Operation an einem Segment etwa 2–3 Zentimeter lang. Nach schonendem Abschieben der Muskulatur auf der betroffenen Seite erfolgt eine weitere Röntgenaufnahme zur erneuten Bestätigung des zu operierenden Bereichs.

Nun wird mit dem OP-Mikroskop gearbeitet: Dieses vergrößert den OP-Bereich stark und der Chirurg kann mit feinen kleinen Instrumenten arbeiten.

Zunächst wird bei der sogenannten Fensterung zwischen zwei Wirbelbögen das »gelbe« Band, das bereits erwähnte Ligamentum flavum, mit Stanzen entfernt.

Nach dessen Entfernung nach oben und unten werden der Rückenmarksschlauch und die betroffene Nervenwurzel peu à peu von jeglicher knöcherner oder eben auch Band-bedingter Enge befreit.

Sollte gleichermaßen eine durch die Bandscheibe bedingte Einengung des Rückenmarksschlauches und der Nervenwurzel erscheinen, können auch Teile der Bandscheibe entfernt werden. Der kleine Zugang zum Wirbelkanal ermöglich einseitiges, aber auch beidseitiges Arbeiten. Sprich, der möglicherweise zur Gegenseite eingeengte Spinalkanal kann ebenso von der Enge befreit werden. Zuletzt erfolgt eine penible Blutstillung und eine ausgiebige Spülung mit Kochsalzlösung. Die Wunde wird schichtweise verschlossen und mit einem Pflaster versorgt.

Nach dem Umlagern wachen Sie nach Beendigung der Narkose auf, können nach vollständigem Aufwachen den Therapieerfolg zeitnah beurteilen und sich sofort bewegen.

OP an der HWS

Auch die Operation der Spinalkanalstenose der HWS ist seit vielen Jahren etabliert und standardisiert. Der Operationszugang wird entweder von hinten oder von vorne gewählt. Das ist abhängig vom Ort der Einengung und liegt daran, dass das Rückenmark von hinten nicht so zur Seite geschoben werden kann wie an

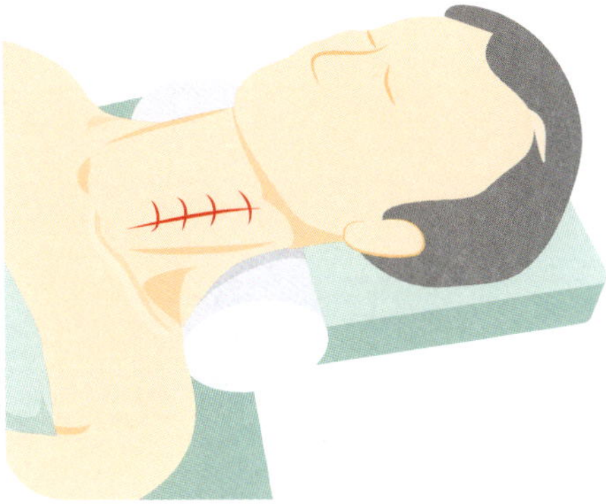

Lagerung bei einem vorderen Zugang zur HWS

der LWS, wo die Nervenwurzeln weniger Platz einnehmen.

Der Eingriff erfolgt auch hier in Vollnarkose, im in der Folge geschilderten Beispiel von vorne in Rückenlage. Nach Röntgenkontrolle, Abwaschen und Abdecken des OP-Gebietes wird ein etwa 4 Zentimeter messender Schnitt am Hals gesetzt. Die wichtigen Halsstrukturen wie Luft-, Speiseröhre und Halsschlagader werden zur Seite geschoben und der Chirurg erreicht direkt den vorderen Anteil der Halswirbelsäule.

Die Wirbel über der betroffenen Bandscheibe werden mit einem speziellen Sperrer aufgespreizt und es wird auch hier mit dem Mikroskop fortgefahren. Die Bandscheibe, die knöchernen Kanten und das hintere Längsband, die auf Rü-

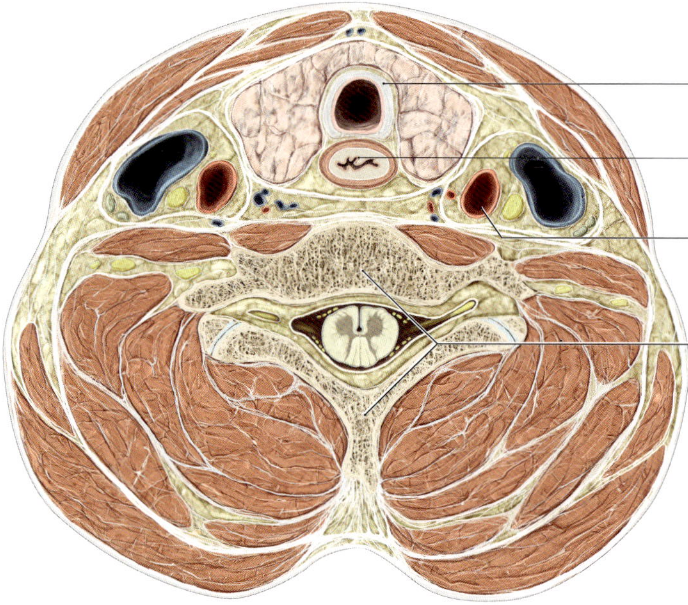

Anatomischer Querschnitt der Luft-/ Speiseröhre und der Halsschlagader

ckenmark und Nervenwurzeln drücken, werden nun schonend und stückchenweise entfernt, bis zuletzt keine Enge mehr nachvollzogen werden kann. Die entfernte Bandscheibe wird durch einen Platzhalter (meist aus Kunststoff) ersetzt und versteift. In einigen Fällen – bei starkem Wirbelgleiten oder bei mehreren betroffenen Höhen – kann es zusätzlich notwendig sein, eine Platte von vorne anzubringen. Die Platte ist zur Verbesserung der Stabilität gedacht.

Nach Entfernen des Spreizers, nach Blutstillung und ausgiebiger Spülung erfolgt der schichtweise Wundverschluss der Hautschichten meist mit selbstauflösendem Nahtmaterial. Eine Bewegung ist unmittelbar nach Beendigung der Narkose und Aufwachen möglich, eine Halskrause ist nicht erforderlich!

Der Zugang von hinten an der HWS kommt bei sehr seitlich liegenden Engen der Nervenwurzel in Betracht und ähnelt sehr dem beschriebenen Vorgehen an der LWS. Ein Implantat wie der oben genannte Platzhalter ist nicht notwendig, auch hier können Sie direkt nach Abklingen der Narkose aufstehen und bereits am Folgetag für die Rückkehr in Ihren Alltag üben.

OP an der BWS

Eine Spinalkanalstenose der BWS ist sehr selten, kann aber weitreichende Beeinträchtigungen mit sich führen. Sie kann vielfältige, teilweise schwer erkennbare Symptome verursachen, die letztendlich auf eine Einengung des empfindlichen Rückenmarks hindeuten: Typisch sind gürtelförmige dumpfe Schmerzen, Gangunsicherheit, Taubheit der Beine, Blasen-Mastdarm-Störungen.

Der operative Zugang ist aufgrund der Nachbarschaft von Rückenmark und Brustkorb aufwendig und wird in Abhängigkeit von der genauen Lage der Stenose festgelegt: Bei mittiger Stenose ist ein vorderer Zugang durch den Brustkorb möglich. Dagegen werden kleinere, seitlich gelegene Stenosen auch gut von hinten oder seitlich-hinten mit Bezug zu den Rippenköpfchen erreicht.

Diese Eingriffe können mikroskopisch oder auch endoskopisch erfolgen: Unabhängig von Technik und Zugang ist es wichtig, das betroffene Segment mithilfe von Röntgenaufnahmen genau zu identifizieren, um die richtige Stelle während der Operation zu treffen.

Und was ist eine Versteifung?

Wie erwähnt, kann bei einer Spinalkanalstenose ein sogenanntes Wirbelgleiten oder Instabilität auftreten. Diese Instabilität bedeutet eine starke Beweglichkeit zweier oder mehrerer benachbarter Wirbel, die zu einer Einengung und Druck auf die Nervenwurzeln und somit auch zu starken mechanischen Schmerzen in der LWS führen kann.

Bei einer Versteifungs- oder Stabilisierungs-Operation soll genau dieser Instabilität entgegengewirkt werden: Der Operateur verbindet durch das Einsetzen von Schrauben, Metallstangen und speziellen Platzhaltern gezielt einzelne Wirbelkörper miteinander. Diese Methode hilft, verschobene Wirbel wieder in ihre korrekte Position zu bringen und dort zu fixieren. Diese Technik wird vor allem im Bereich der LWS und HWS eingesetzt: Die Wirbelsäule wird in den entsprechenden Abschnitten stabiler und kann die Belastung besser aushalten. Im Laufe der Zeit wachsen die Wirbelkörper zusammen und bilden einen stabilen Block.

Einige Wirbelsäulenchirurgen befürworteten diese Operationsart zu einem frühen Zeitpunkt. Neuere Studien und Erfahrungen zeigen jedoch, dass dies nicht immer notwendig ist. Tatsächlich erfüllt die Mehrheit der Patienten, die sich einer alleinigen platzschaffenden Operation – einer Dekompression – unterziehen,

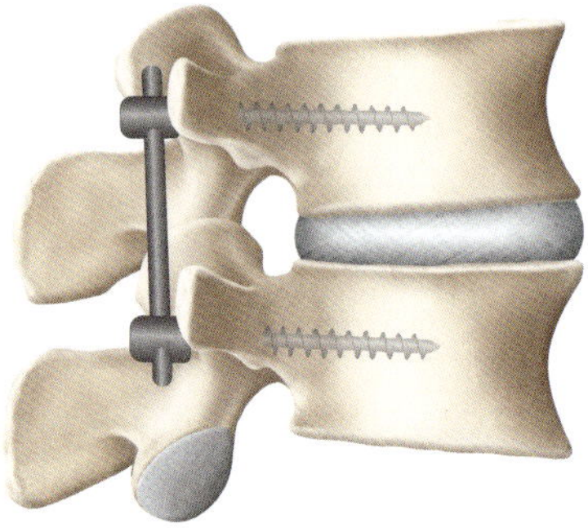

Versteifungsoperation der LWS

nicht die Kriterien für eine Instabilität. Somit wird eine zusätzliche Stabilisierung meist nicht empfohlen bzw. ergibt nur Sinn, wenn klare Anzeichen einer Instabilität bestehen.

Eine Instabilität gilt als gegeben, wenn bestimmte Faktoren einzeln bzw. in Kombination vorliegen. Dies gilt etwa für eine Verschiebung der Wirbel um mehr als 4–5 Millimeter, eine Verkrümmung der Wirbelsäule um mehr als 20 Grad oder eine deutliche Verringerung der Bandscheibenhöhe mit entsprechenden Symptomen.

Es gibt verschiedene Methoden zur Stabilisierung. Durch sogenannte »dynamische« Versteifungsoperationen können betroffene Wirbelsäulenabschnitte mit speziellen Implantaten teilweise fixiert werden, ohne eine vollständige Fusion der Wirbel anzustreben. Diese Techniken lassen eine gewisse Beweglichkeit im betroffenen Bereich zu.

Der derzeitige Goldstandard in der Behandlung des degenerativen Wirbelgleitens ist jedoch die oben beschriebene vollständige instrumentierte Versteifung, welche teilweise auch minimalinvasiv möglich ist. Minimalinvasive Methoden bieten den Vorteil, dass sie das umliegende Gewebe schonen und kleinere Narben hinterlassen.

Letztlich müssen bei allen genannten Verfahren mögliche unmittelbare Risiken wie Verletzungen der Nerven oder der Hirnhaut, bleibende Schmerzen oder Komplikationen mit den Implantaten berücksichtigt werden. Auch nach der Operation können langfristig Komplikationen wie Verschleiß der angrenzenden Segmente oder osteoporotische Brüche auftreten.

Risiken

Wirbelsäulenoperationen sind in der Regel sicher und effektiv, aber wie bei jedem chirurgischen Eingriff gibt es auch hier Risiken für mögliche Komplikationen. Vorausgeschickt, dass sich niemand gerne einer (Wirbelsäulen-)Operation unterziehen möchte, ist die Angst vor diesen Risiken verständlich. Die gute Nachricht ist jedoch, dass die meisten Patienten von den Vorteilen einer solchen Operation erheblich profitieren.

Die häufigsten Komplikationen bei Wirbelsäulenoperationen sind Entzündungen, Verletzungen der Hirnhaut und Versagen eingebrachter Implantate. Statistiken zeigen, dass Infektionen an der Operationsstelle in unter 10% der Fälle auftreten können. Diese sind jedoch in der Regel behandelbar und können durch vorbeugende Maßnahmen wie gründliche sterile Techniken und einer Antibiotikagabe minimiert werden. Verletzungen der Hirnhaut – der Schutzmembran von Rückenmark und Nervenwurzeln, treten in einem niedrigen einstelligen Prozentbereich auf. Auch diese sind oft behandelbar und in vielen Fällen heilen sie ohne langfristige Folgen aus. Instrumentenversagen, also das Scheitern von Implantaten wie Schrauben o. Ä., kommt ebenso nur vereinzelt vor und kann oft durch rechtzeitige Nachkontrollen und gegebenenfalls eine Revisionsoperation behoben werden.

Es ist wichtig zu betonen, dass schwere Komplikationen nur in Ausnahmefällen auftreten. Langfristige Beeinträchtigungen der Lebensqualität sind selten, Gleiches gilt für schlimme Nervenschädigungen. Letztendlich bestehen natürlich gewisse Risiken, doch sie sind überschaubar und gut beherrschbar – insbesondere im Verhältnis zum möglichen Nutzen einer standardisierten Operation!

Ein weiterer wichtiger Punkt ist die Art des Eingriffes. Moderne minimalinvasive Techniken, bei denen über sehr kleine Zugänge operiert wird, können das Risiko von Komplikationen weiter senken. Diese Verfahren sind weniger belastend für den Körper und führen oft zu kürzeren Krankenhausaufenthalten und kürzeren Erholungszeiten.

Interessanterweise gibt es Unterschiede in den Komplikationsraten je nach dem Bereich der Wirbelsäule, der operiert wird. Operationen an der HWS haben in der Regel niedrigere Komplikationsraten im Vergleich zu Eingriffen an LWS und BWS. Dies liegt an den unterschiedlichen anatomischen Herausforderungen und der Komplexität der Operationen in diesen Bereichen.

Insgesamt zeigt sich, dass die Vorteile einer Wirbelsäulenoperation oft die Risiken überwiegen. Bei richtiger Indikationsstellung und moderner Operationstechnik ist die Wirbelsäulenchirurgie eine sichere und effektive Methode zur Behandlung Ihrer Rückenprobleme. Alles in allem können Sie durch Schmerzlinderung und Wiederherstellung der Beweglichkeit eine deutliche Verbesserung Ihrer Lebensqualität erreichen wie die folgende Fallbeschreibung (Seite 44) zeigt.

Pfunde purzeln lassen

So wirkt sich ein gesundes Gewicht positiv auf Ihre Spinalkanalstenose aus.

Wie erkenne ich, ob ich ein gesundes Gewicht habe?

Ein gesundes Gewicht ist besonders wichtig, wenn Sie an einer Spinalkanalstenose leiden, da Übergewicht zusätzlichen Druck auf Ihre Wirbelsäule ausübt und Ihre Beschwerden verstärken kann.

Ein gesundes Gewicht kann die Symptome Ihrer Spinalkanalstenose, wie Rückenschmerzen oder Taubheitsgefühle, reduzieren und Ihre Beweglichkeit verbessern.

Wie beeinflusst mein Gewicht meine Spinalkanalstenose?

Übergewicht belastet die Wirbelsäule zusätzlich und kann Ihre Schmerzen verstärken. Besonders in der LWS erhöht sich bei Übergewicht die Belastung, was zu stärkeren Symptomen führen kann. Ein gesundes Gewicht kann helfen, diesen Druck zu reduzieren und die Beschwerden zu lindern. Eine Gewichtsreduktion verbessert also oft die Beweglichkeit und Lebensqualität!

Wie kann ich abnehmen, wenn ich eine Spinalkanalstenose habe?

Mit Spinalkanalstenose ist es besonders wichtig, eine schonende, aber effektive Strategie zum Abnehmen zu finden. Ihr Arzt oder ein Ernährungsberater kann Ihnen helfen, einen auf Ihre individuellen Bedürfnisse abgestimmten Plan zu erstellen. Hier sind einige hilfreiche Ansätze:

Der Body-Mass-Index (BMI) hilft Ihnen dabei, Ihr Gewicht in Relation zu Ihrer Körpergröße einzuschätzen.

- **Untergewicht:** BMI unter 18,5
- **Normalgewicht:** BMI zwischen 18,5 und 24,9
- **Übergewicht:** BMI zwischen 25 und 29,9
- **Adipositas:** BMI ab 30

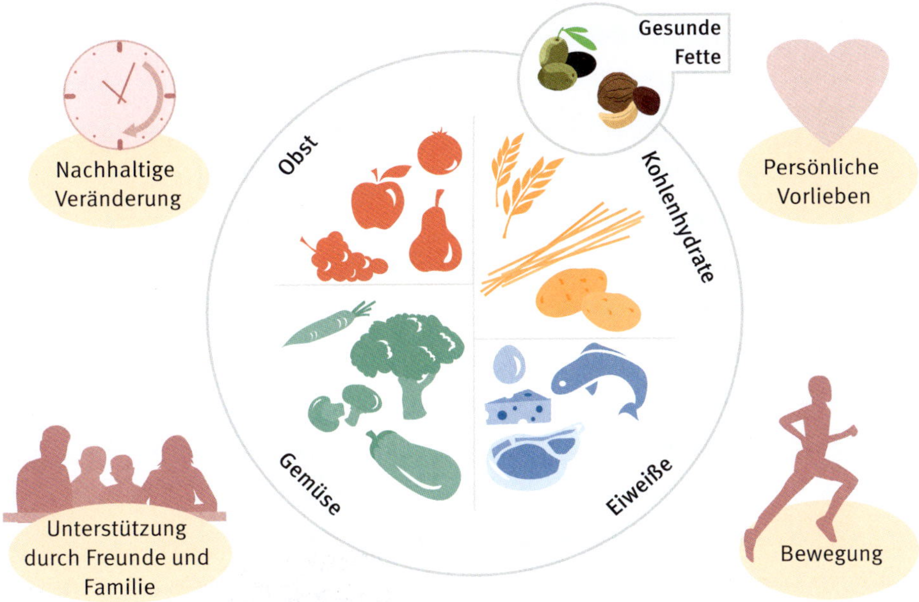

Der perfekte Teller: frisches Obst und Gemüse, wertvolle Eiweiße, gesunde Fette und nahrhafte Kohlenhydrate – bunt, gesund und ausgewogen

Ernährung: Achten Sie auf eine ausgewogene und kalorienreduzierte Ernährung. Regelmäßige, kleine Mahlzeiten mit nährstoffreichen Lebensmitteln können helfen, den Blutzuckerspiegel stabil zu halten und Heißhungerattacken zu vermeiden. Die Zusammenarbeit mit einem Ernährungsberater stellt sicher, dass Sie alle notwendigen Nährstoffe zu sich nehmen.

Schonende Bewegung: Leichte Aktivitäten wie Gehen, Schwimmen oder eben spezielle Physiotherapie-Übungen wie in unserem Programm vorgestellt, können Ihnen helfen, Kalorien zu verbrennen, ohne die Wirbelsäule zu überlasten.

Können Medikamente beim Abnehmen helfen, wenn ich eine Spinalkanalstenose habe?

In bestimmten Fällen können neuerdings Medikamente zur Gewichtsabnahme verschrieben werden, besonders, wenn es schwierig ist, durch Bewegung und Ernährung allein Gewicht zu verlieren. Dies gilt vor allem, wenn Sie einen BMI über 30 haben oder gesundheitliche Probleme wie Diabetes oder Bluthochdruck in Kombination mit Übergewicht bestehen. Sprechen Sie allerdings immer mit Ihrem Arzt über die Vor- und Nachteile solcher Medikamente, da sie Nebenwirkungen haben können und oftmals eine langfristige Einnahme erfordern.

Welche Rolle spielt die Ernährung bei der Gewichtsabnahme bei Spinalkanalstenose?

Eine gesunde und ausgewogene Ernährung ist der Schlüssel zur Gewichtsabnahme. Planen Sie Ihre Mahlzeiten im Voraus und wählen Sie Lebensmittel, die Ihrem Körper Energie liefern, ohne ihn zu belasten.

Für eine ideale Mahlzeit könnte Ihr Teller folgendermaßen aussehen: Die Hälfte sollte aus saisonalem Gemüse und Obst bestehen, etwas weniger als ein Viertel aus Eiweißen (pflanzlich oder tierisch) und der Rest aus Kohlenhydraten wie Vollkornprodukten, Kartoffeln oder anderen Beilagen.

Berücksichtigen Sie auch Ihre persönlichen Vorlieben. Seien Sie offen für neue Lebensmittel und entdecken Sie die Vielfalt und den Genuss gesunder Ernährung. Die im Bild dargestellten Mengen sind Empfehlungen und können an Ihr Hungergefühl angepasst werden.

Und wie sieht es mit Bewegung unabhängig von Physiotherapie aus?

Es gibt keine festen Regeln dafür, wie viel Bewegung notwendig ist. Wichtig ist, dass Bewegung Freude bereitet und nicht zur Belastung wird. Finden Sie Aktivitäten, die Ihnen Spaß machen, und integrieren Sie mehr Bewegung in Ihren Alltag: Nutzen Sie die Treppe statt des Aufzugs, parken Sie das Auto weiter weg oder machen Sie längere Spaziergänge mit Ihrem Hund.

Langsame, nachhaltige Veränderungen sind der Schlüssel zum Erfolg, insbesondere wenn es um Gewichtsverlust geht. Diese Reise kann herausfordernd sein, doch sie ist von großer Bedeutung für Ihre Lebensqualität und die Linderung Ihrer Symptome! Um Ihre Ziele zu erreichen, ist es hilfreich, Unterstützung von Familie und Freunden zu haben. Gemeinsame Aktivitäten, sei es beim Kochen gesunder Mahlzeiten oder beim Bewegen, fördern nicht nur den sozialen Zusammenhalt, sondern motivieren auch, am Ball zu bleiben!

Dos & Don'ts

Aktiv bleiben: Spaziergänge und Gassigehen mit dem Hund

Hilfsmittel: Nutzung ergonomischer Möbel im Alltag

Sitzmarathon vor dem TV? Nein danke!

No Sports? Nein, besser 30 Min. Sport am Tag!

Selbstbehandlung ohne ärztlichen Rat

Gewicht im Griff: Übergewicht reduzieren – Rücken entlasten!

Regelmäßig zum Arzt

Schlechte Haltung

Fitness? Mit wenig Gewicht und vielen Wiederholungen!

Rauchen? Nein danke!

Heben schwerer Lasten

Manuelle Therapie bei Enge der HWS

Psychischer Stress

Schwimmen, Radfahren, Yoga

Fallbeschreibung einer Operation an der LWS

Nur mehr wenige Schritte schaffte Frau Fischer zuletzt. Starke Schmerzen zwangen sie dann zum Stehenbleiben und zum Hinsetzen. Diese Schmerzen zogen von der unteren Lendenwirbelsäule über das Gesäß in die Beine bis in die Zehen. »Irgendwann war es gar nicht mehr auszuhalten«, berichtete die sonst sehr rüstige 82-Jährige. Der Eingriff liegt zwar nur einige Tage zurück aber sie spaziert bereits im Klinikflur umher. »An der Wunde tut es noch etwas weh«, berichtet sie, »aber die Schmerzen im Bein sind weg.«

Seit geraumer Zeit hatte die 82-Jährige Beschwerden. Zu Beginn waren es nur Rückenschmerzen, dann kamen in die Beine ausstrahlende Schmerzen hinzu. Es bestand Kribbeln und zuletzt ein Taubheitsgefühl und das Ganze nahm auch noch beim Gehen zu. Anfangs hielt sie die Beschwerden für Hüftschmerzen und versuchte, sie zu ignorieren. An die »Schaufensterkrankheit« hatte Frau Fischer auch gedacht. Bei dieser sogenannten peripheren arteriellen Verschlusskrankheit kommt es zu Verengungen in den Blutgefäßen der Beine.

Die Ursache war bei der Patientin schnell gefunden: Bei hartnäckigen Schmerzen suchte sie letztlich die Wirbelsäulensprechstunde auf, wo eine gründliche neurologische Untersuchung und eine Magnetresonanztomografie erfolgte. Diagnose: Einengung des Spinalkanals an der Lendenwirbelsäule. Dabei wird der Raum der Nervenfasern im Spinalkanal über Monate und Jahre zunehmend enger. Ein gezieltes chirurgisches Vorgehen kann dabei schnell Abhilfe schaffen. Ähnliches gilt für Bandscheibenvorfälle sowie Wirbelgleiten an Hals-, Brust- und Lendenwirbelsäule.

Allein der Gedanke an einer Operation an der Wirbelsäule machte Frau Fischer Angst, insbesondere hatte sie Sorge vor einer Schädigung des Rückenmarks und einer Querschnittslähmung. »Dieses Risiko ist sehr niedrig«, beruhigte sie ihr Chirurg. »Das Rückenmark endet an der oberen Lendenwirbelsäule und wir operieren oft mehrere Zentimeter davon entfernt«. Risiken sollten aber nicht kleingeredet werden: »Letztendlich hat jede Operation Risiken. Es wäre unrealistisch zu sagen, dass eine Operation keinerlei Risiken mit sich bringt. Insbesondere wenn mit Fräsen und Stanzen in der Nähe von Nervenwurzeln gearbeitet wird. Dennoch kann dieses Risiko sehr niedrig gehalten werden, indem mit modernen Verfahren minimalinvasiv und schonend operiert und dem Nerv wieder Platz gegeben wird.«

Frau Fischer ist froh, dass sie sich für die Operation entschieden hat. Die Enge im Spinalkanal konnte durch eine platzschaffende OP (Dekompression) unter dem Operationsmikroskop beseitigt werden. »Ich verstehe ältere Leute nicht, die aus Angst nichts machen lassen«, sagt sie. »Die Beschwerden sind weg und ein großes Stück Lebensqualität ist zurück.« Die Patientin spaziert im Klinikflur weiter und freut sich auf die nun geplante Anschlussheilbehandlung. Dort wird sie ihre Mobilität weiter stärken und zu ihrer gewohnten Aktivität zurückfinden. «

Und nach der OP?

Es wird oft nach einem Leitfaden für das Verhalten nach der Operation gefragt: Was ist erlaubt? Wie kann eine erneute Stenose vermieden werden? Die Antwort darauf ist einfach: Eine Spinalkanalstenose tritt bei vollständiger Beseitigung an derselben Stelle nur sehr selten nochmals auf. Leben Sie normal weiter! Hören Sie auf Ihren Körper und bleiben Sie dabei aktiv. Planen Sie 30 Minuten Sport am Tag ein und trainieren Sie dabei Ihren Rücken und Ihre Bauchmuskeln.

Die unmittelbare Heilung und körperliche Schonung nach den Operationen ist individuell sehr unterschiedlich und kann im Durchschnitt bis zu sechs Wochen dauern. Das bedeutet nicht, dass Sie sich in der Zeit nicht bewegen sollten. Bleiben Sie »im grünen Bereich«, das heißt, belasten Sie sich anfangs im Alltag nur bis zur Schmerzgrenze. Eine eventuell eingenommene Schmerzmedikation sollte nun langsam reduziert werden. Die OP-Narbe sollte in dieser Zeit gut verheilen. Sollten die Schmerzen nicht abnehmen, erneut oder sogar stärker auftreten, muss zwingend ärztlicher Rat eingeholt werden.

Im Folgenden finden Sie ein paar Tipps zur Gestaltung Ihres Alltags unmittelbar nach der OP und danach.

1. Tag nach der Operation

- Hochstellen des Kopfteils des Bettes bis 30 Grad
- erstmaliges Aufstehen mit Therapeuten oder Pflegepersonal über die Seitenlage (vorsichtig: nach Vollnarkose sind Blutdruckschwankungen und Kollaps möglich!)
- erstes Gehen (ggf. mit Hilfe) zum Waschbecken und zur Toilette
- schwungvolle ruckartige Bewegungen vermeiden (insbesondere des Halses bei HWS-OPs)

HWS-Schmerzen

Nach einer Operation, die von vorne durchgeführt wird, können Schmerzen an der HWS und zwischen den Schulterblättern auftreten. Sie entstehen durch die Operationsmethode, die eine Aufrichtung der HWS in den betroffenen Bereichen bewirkt. Diese gewünschte Veränderung der Statik kann in der Regel vorübergehende Nacken- und Schulterschmerzen verursachen.

2. Tag nach der Operation

- selbstständiges Aufstehen und Gehen im Zimmer
- Gehen allgemein: Gehen Sie lieber öfter eine kürzere Strecke als einmal eine lange Strecke.
- Haltungstraining: Achten Sie auf aufrechtes Sitzen, krummes Sitzen führt zu einseitiger Belastung!
- weiche, tiefe Polstermöbel vermeiden

Postoperativer Alltag:

- Tragen: Gewicht auf beide Seiten verteilen (z. B. Einkaufstüten) oder einen Rucksack oder Rollwagen nutzen
- Heben: Gewicht aus den Beinen heraus körpernah heben und Gewicht nahe am Körper tragen
- Autofahren: direkt nach der OP (Heimfahrt) als Beifahrer, danach auch längere Strecken mit Pausen, ggf. Lendenkissen im Lendenbereich
- Arbeit: Arbeitsfläche so gestalten, dass eine aufrechte Sitzhaltung möglich ist; bei Arbeit im Stehen Schrittstellung und Grätschstand variieren
- Sport: Schwimmen (nach Narbenheilung), Fitness, Radfahren, Nordic Walking, Yoga, Pilates. Insgesamt gilt: in der Anfangsphase Vermeidung/Reduktion sämtlicher Sportarten, bei welchen die Wirbelsäule wiederholt stark gestaucht oder überstreckt wird
- Sexualleben: anfangs Rücken-/Seitlage bevorzugen

Die genannten Verhaltensweisen dienen nicht nur als Richtlinien für die Nachbehandlung einer Operation an einer Spinalkanalstenose, sondern auch zur Vorbeugung gegen weitere Schädigungen Ihrer Wirbelsäule. Es liegt an Ihnen, selbst zu beurteilen, welche Übungen und Verhaltensweisen Sie als hilfreich und schmerzlindernd empfinden. Voraussetzung hierfür ist eine ausgewogene und mit Ihren Behandlern abgestimmte Einschätzung Ihrer Leistungsfähigkeit und Ihrer Belastungsgrenzen.

Rauchen

Nikotinverzicht! Nikotinkonsum kann unmittelbar postoperativ zu schlimmen Wundheilungsstörungen führen. Im Verlauf begünstigt er Rückenschmerzen und Lockerung von eingesetzten Implantaten.

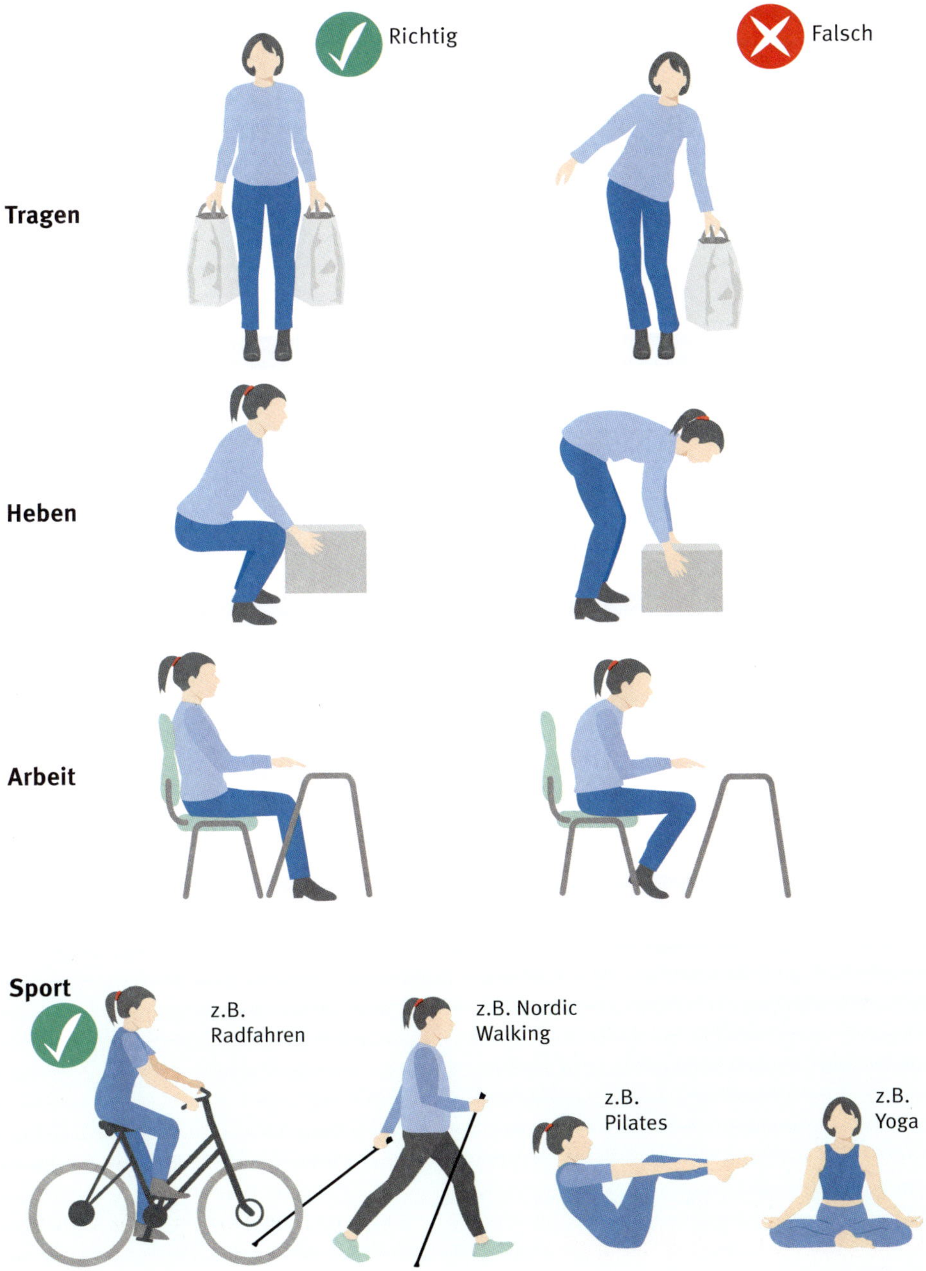

Rückenfreundlich leben – nach der OP und dauerhaft!

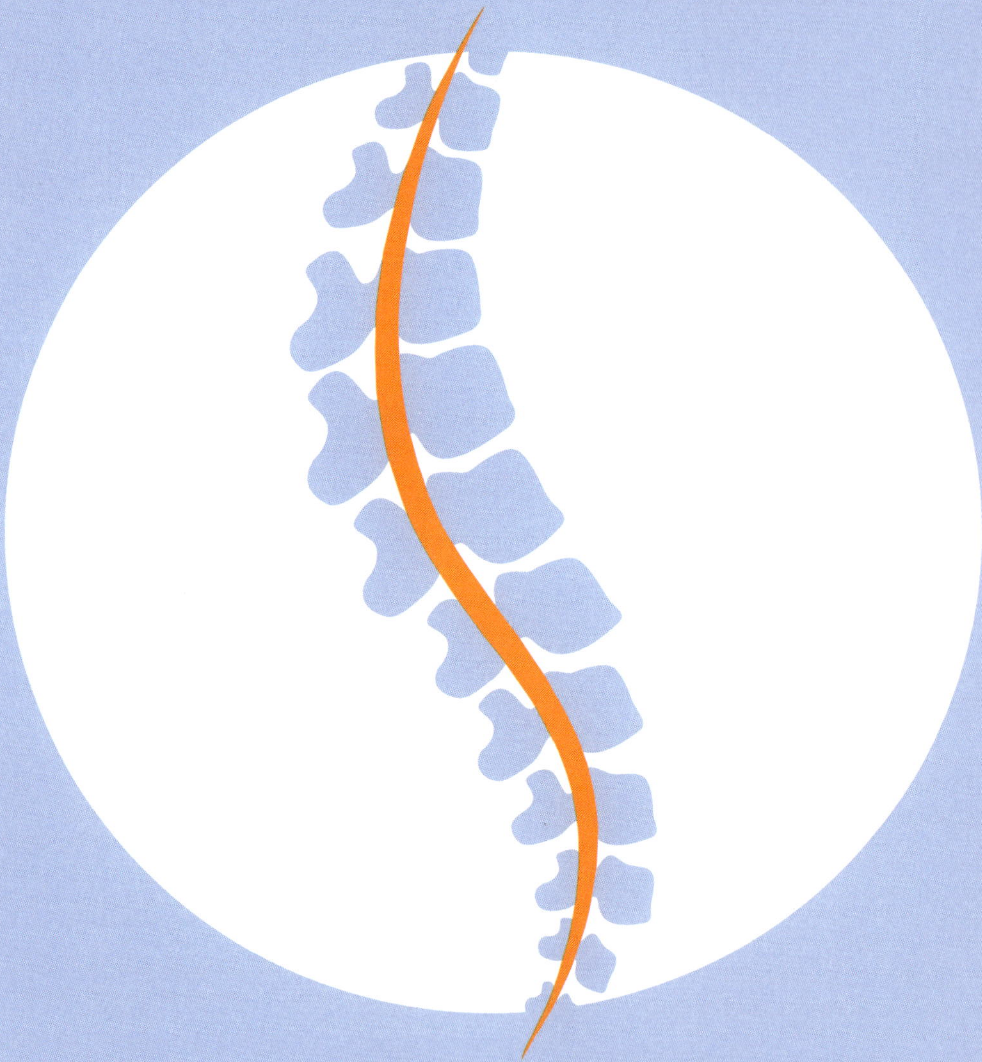

Ihr Übungsprogramm

Dieses Programm bietet Ihnen die idealen Werkzeuge, um Ihre Lendenwirbelsäule gezielt zu stärken und Ihre Beweglichkeit zu verbessern. Werden Sie aktiv und entfalten Sie Ihr Potenzial!

Rundum stark: Übungen für Ihre LWS

Ihr Weg zu mehr Beweglichkeit und Schmerzfreiheit: Lassen Sie sich inspirieren und passen Sie Ihre Routine an, um Schritt für Schritt Ihre Ziele zu erreichen.

Dieses abschließende Kapitel widmet sich einem sechswöchigen Trainingsplan. Es ist als Heimübungsprogramm gedacht, das speziell für Patienten mit lumbaler Spinalkanalstenose entwickelt wurde. Es verbindet verschiedene physiotherapeutische Ansätze zur Verbesserung der Beweglichkeit der LWS und zur Schmerzlinderung.

Besonderer Dank gilt an dieser Stelle Dr. Carlo Ammendolia, der das Programm am Mount Sinai Hospital in Toronto (Kanada) maßgeblich entwickelt und erforscht hat, für die Erlaubnis, Teile davon in unserem Buch wiederzugeben.

Der Fokus liegt klar auf der Lendenwirbelsäule. Die Übungen (ab Seite 75) sind davon unabhängig und beziehen sich ausschließlich auf die HWS.

Während der nächsten sechs Wochen werden schrittweise Übungen eingeführt, die auf die besonderen Gegebenheiten einer Spinalkanalstenose der LWS abgestimmt sind. Diese Übungen sollten Sie zweimal täglich durchführen: Konzentrieren sich auf die Kräftigung der Bauch-, Rücken- und Beinmuskulatur. Wie erwähnt geht es vor allem um eine Entlastung der Wirbelsäule und Schmerzreduktion.

Ziele: Das Ziel in der 1. Woche ist es, 5 Wiederholungen der Übungen zu schaffen. Ab Woche 3–4 steigern Sie auf bis zu 15 Wiederholungen und Woche 5–6 bis zu 20 Wiederholungen. Falls Sie es nicht schaffen, diese Empfehlung umzusetzen: Es ist immer besser, wenige Übungen durchzuführen als gar keine!

Wichtig: Bevor Sie diese Übungen eigenständig durchführen, sprechen Sie mit Ihren Behandlern, um sicherzustellen, dass das Programm für Sie geeignet ist.

Trainingsplan: Verstehen Sie den Trainingsplan (Seite 52) als Vorschlag, bei dem einige Übungen individuell angepasst und möglicherweise entsprechend der Einschätzung Ihres Behandlers weggelassen werden müssen. Es kann durchaus sinnvoll sein, das Programm durch Einheiten mit manueller Therapie zu ergänzen.

Schlussendlich soll dieses Programm Techniken und Übungen zeigen, die lebenslang zur Kräftigung der rumpfstabilisierenden Muskulatur und Bauchmuskulatur angewendet werden können und auch nach einer Operation sinnvoll sind. Viel Erfolg beim Trainieren!

Trainingsplan zum Ausfüllen

Woche:	1	2	3	4	5	6
Datum:						
1 Ergometer (Seite 54)	__ Min.	__ Min.	__ Min.	__ Min.	__ Min.	__ Min.
2 Knie-zu-Brust-Dehnung (Seite 55)	Wdh.__	Wdh.__	Wdh.__	Wdh.__	Wdh.__	Wdh.__
3 Knie-zu-Schulter-Dehnung (Seite 56)	Wdh.__	Wdh.__	Wdh.__	Wdh.__	Wdh.__	Wdh.__
4 Beidseitige Knie-zu-Brust-Dehnung (Seite 57)	Wdh.__	Wdh.__	Wdh.__	Wdh.__	Wdh.__	Wdh.__
5 Drehdehnlage im Liegen (Seite 58)	Wdh.__	Wdh.__	Wdh.__	Wdh.__	Wdh.__	Wdh.__
6 Nervenmobilisation (Seite 59)	Wdh.__	Wdh.__	Wdh.__	Wdh.__	Wdh.__	Wdh.__
7 Beckenkippung (Seite 60)	Wdh.__	Wdh.__	Wdh.__	Wdh.__	Wdh.__	Wdh.__
8 Halbe Sit-ups (Seite 61)	Wdh.__	Wdh.__	Wdh.__	Wdh.__	Wdh.__	Wdh.__
9 Seitliche Sit-ups (Seite 62)	Wdh.__	Wdh.__	Wdh.__	Wdh.__	Wdh.__	Wdh.__
10 Käfer im Liegen (Seite 63)	Wdh.__	Wdh.__	Wdh.__	Wdh.__	Wdh.__	Wdh.__

Woche:	1	2	3	4	5	6
Datum:						
11 Quadrizeps-Dehnung (Seite 64)	Wdh.__	Wdh.__	Wdh.__	Wdh.__	Wdh.__	Wdh.__
12 Brücke im Liegen (Seite 65)	Wdh.__	Wdh.__	Wdh.__	Wdh.__	Wdh.__	Wdh.__
13 Streckung Oberkörper am Tisch (Seite 66)	Wdh.__	Wdh.__	Wdh.__	Wdh.__	Wdh.__	Wdh.__
14 Sitz-Stand (Seite 67)	Wdh.__	Wdh.__	Wdh.__	Wdh.__	Wdh.__	Wdh.__
15 Vornüberbeugen im Sitzen (Seite 68)	Wdh.__	Wdh.__	Wdh.__	Wdh.__	Wdh.__	Wdh.__
16 Beckenkippung im Stehen (Seite 69)	Wdh.__	Wdh.__	Wdh.__	Wdh.__	Wdh.__	Wdh.__
17 Leisten-Dehnung im Stehen (Seite 70)	Wdh.__	Wdh.__	Wdh.__	Wdh.__	Wdh.__	Wdh.__
18 Beckenkippung beim Gehen (Seite 71)	__Schritte	__Schritte	__Schritte	__Schritte	__Schritte	__Schritte
gegangene Schrittzahl						
Schmerzen (Skala 1–10)						

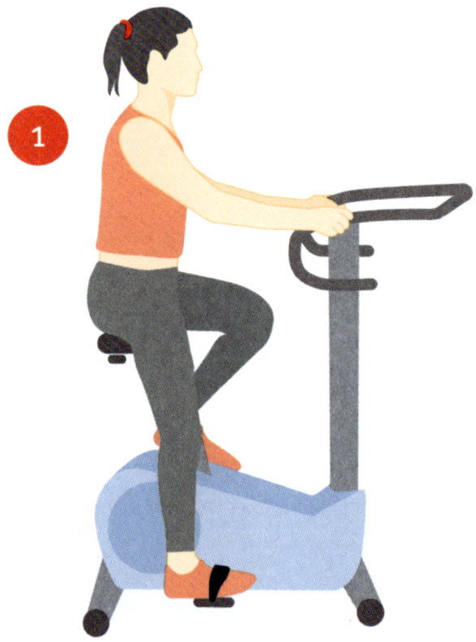

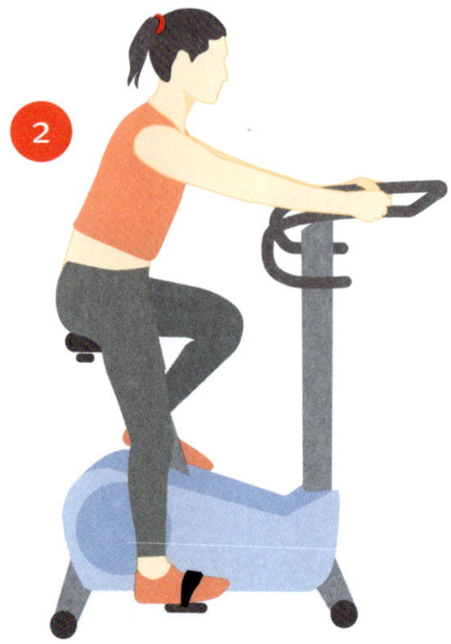

Übung 1: Ergometer

Ausgangsposition: Stellen Sie ihre Sitzposition so ein, dass Sie Ihre Beine beim Treten vollständig durchstrecken können. ❶

Anleitung:

- Beugen Sie Ihren Oberkörper leicht nach vorne und achten Sie darauf, dass er aufrecht ist. ❷
- Zu Beginn sollten Sie 1 Minute mit einer Minimalkraft von 25 Watt treten, das Ziel sind 50 Watt etwa 4-mal pro Woche über 15–20 Minuten.

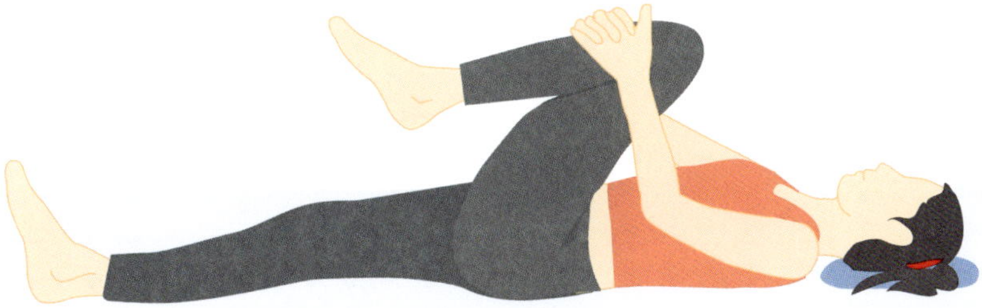

Übung 2:
Knie-zu-Brust-Dehnung

Ausgangsposition: Begeben Sie sich in Rückenlage mit einem flachen Kissen unter dem Kopf.

Anleitung:

- Beugen Sie ein Knie an und bewegen Sie es in Richtung Brust, umfassen Sie das Knie dabei mit beiden Händen.
- Das andere Bein bleibt gestreckt auf der Unterlage.
- Erhöhen Sie langsam die Dehnung, indem Sie das Knie weiter in Richtung Brust ziehen.
- Halten Sie die Dehnung 20–30 Sekunden und wiederholen Sie die Übung mit dem anderen Bein.

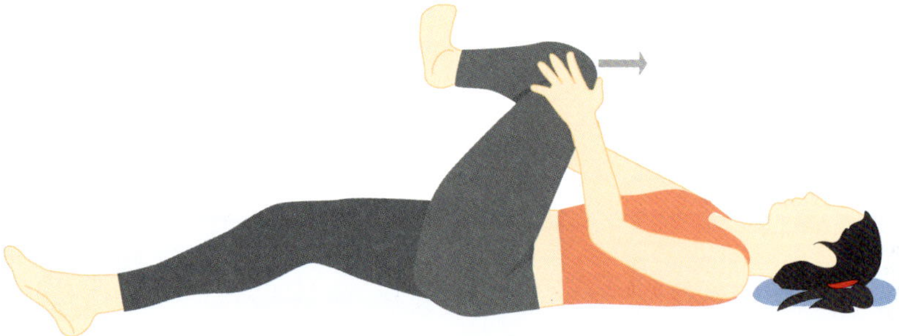

Übung 3:
Knie-zu-Schulter-Dehnung

Ausgangsposition: Begeben Sie sich in Rückenlage mit einem flachen Kissen unter dem Kopf.

Anleitung:

- Beugen Sie das linke Knie und umfassen Sie es mit beiden Händen (wie in Übung 2) und bewegen Sie das Knie nun in Richtung rechte Schulter.
- Mit Ihrer rechten Hand können Sie das Knie unterstützend in Richtung rechter Schulter bewegen und so die Dehnung intensivieren.
- Halten Sie die Position etwa 20–30 Sekunden.
- Wiederholen Sie die Übung mit dem rechten Bein.

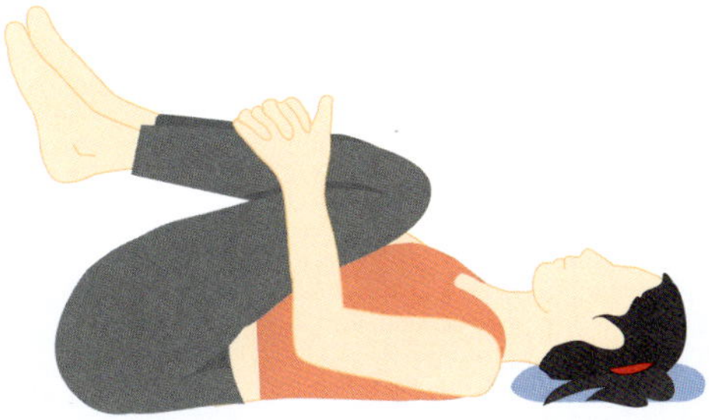

Übung 4:
Beidseitige Knie-zu-Brust-Dehnung

Ausgangsposition: Begeben Sie sich in Rückenlage mit einem flachen Kissen unter dem Kopf.

Anleitung:

- Beugen Sie beide Beine und bewegen Sie diese in Richtung Brust.
- Die Hände ziehen die Beine unterstützend in Richtung Brust, um die Dehnung zu intensivieren.
- Halten Sie die Dehnung 20–30 Sekunden.

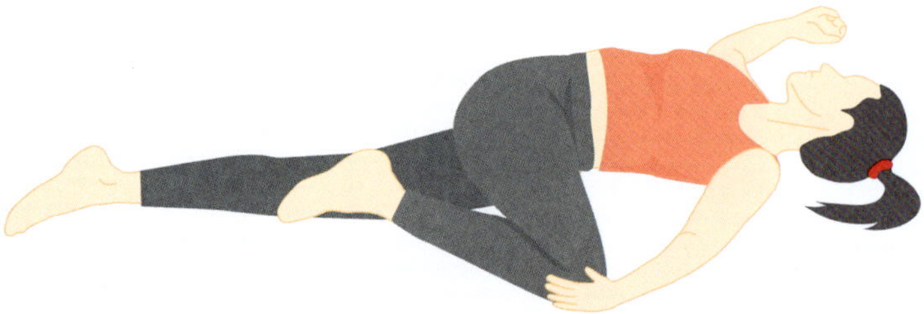

Übung 5: Drehdehnlage im Liegen

Ausgangsposition: Begeben Sie sich in Rückenlage.

Anleitung:

- Winkeln Sie das rechte Knie an und bewegen Sie es nach links in Richtung Boden.
- Drücken Sie mit der linken Hand das rechte Knie unterstützend nach unten.
- Drehen Sie den Kopf zur rechten Seite und achten Sie darauf, dass die Schultern auf der Unterlage aufliegen.
- Halten Sie die Dehnung 20–30 Sekunden und wiederholen Sie die Übung auf der anderen Seite.

Tipp: Falls die Übung zu Beginn zu intensiv ist, können Sie zur Unterstützung ein Kissen unters Knie legen!

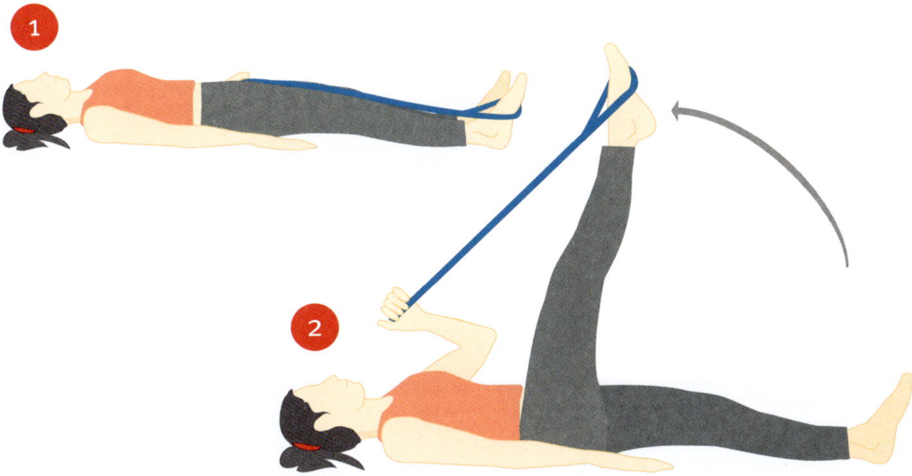

Übung 6: Nervenmobilisation

Ausgangsposition: Rückenlage, als Hilfsmittel benötigen Sie einen Gürtel oder ein Band (kein elastisches Teraband!)

Anleitung:

- Legen Sie sich in Rückenlage hin und wickeln Sie den Gürtel um Ihre rechte Fußspitze. ❶
- Heben Sie Ihr rechtes Bein von der Unterlage ab und ziehen Sie es zu sich. Das Knie bleibt dabei gestreckt!
- Halten Sie die Position und achten Sie darauf, dass Ihr unterer Rücken stets Kontakt mit der Unterlage hat.
- Strecken Sie die Zehen für 5 Sekunden in Richtung Decke, anschließend ziehen Sie den Fuß mithilfe des Gürtels zu sich und halten ihn auch hier 5 Sekunden in Position. ❷
- Wiederholen Sie diese Bewegung und achten Sie darauf, dass das Knie gestreckt bleibt und Ihr Bein nicht nach unten absinkt.
- Wiederholen Sie die Übung mit dem linken Bein.

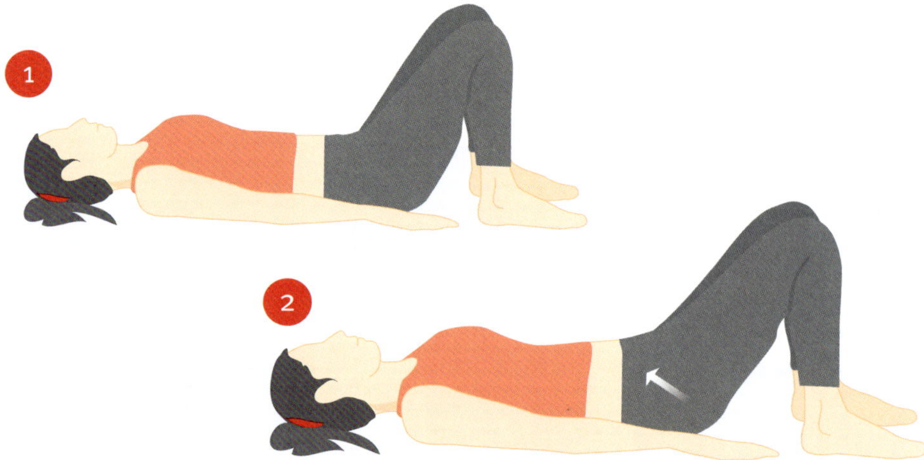

Übung 7: Beckenkippung

Ausgangsposition: Rückenlage. Beugen Sie Ihre Knie und positionieren Sie die Füße so, dass eine Faustbreite Abstand zwischen den Knien entsteht. ❶

Anleitung:

- Spannen Sie Ihre Gesäßmuskulatur an und ziehen Sie Ihren Bauch in Richtung Wirbelsäule, sodass Ihr Bauch fest wird.
- Achten Sie darauf, nicht den Atem anzuhalten!
- Kippen Sie nun das Becken nach oben in Richtung Ihres Kopfes und halten Sie die Position. ❷
- Achten Sie darauf, dass Ihr unterer Rücken flach am Boden aufliegt und das Becken nicht vom Boden abhebt.

Tipp zur visuellen Vorstellung: Stellen Sie sich vor, Ihr Beckenraum ist eine mit Wasser gefüllte Schüssel. Kippen Sie das Becken nach vorne, so läuft das Wasser aus. Kippen Sie das Becken nach hinten, so läuft das Wasser nicht aus. Versuchen Sie bei der Übung die »Schüssel« zu füllen, um so zu verhindern, dass das Wasser nach vorne auslaufen kann. Kippen Sie also die »Schüssel« in Richtung Kopf.

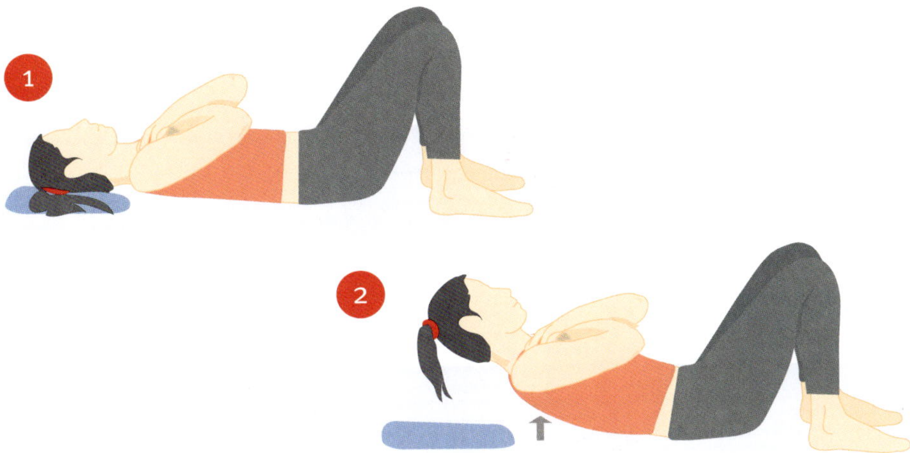

Übung 8:
Halbe Sit-ups

Ausgangsposition: Rückenlage. Beugen Sie Ihre Knie und positionieren Sie die Füße so, dass eine Faustbreite Abstand zwischen den Knien entsteht.

Anleitung:

- Legen Sie Ihre Arme überkreuzt auf Ihre Brust. ❶
- Heben Sie Ihren Oberkörper etwa um 15–20 Zentimeter vom Boden ab und halten Sie diese Position ein paar Sekunden, wiederholen Sie die Übung einige Male. ❷

Tipp: Achten Sie darauf, dass der untere Rücken immer Kontakt mit dem Boden hat.

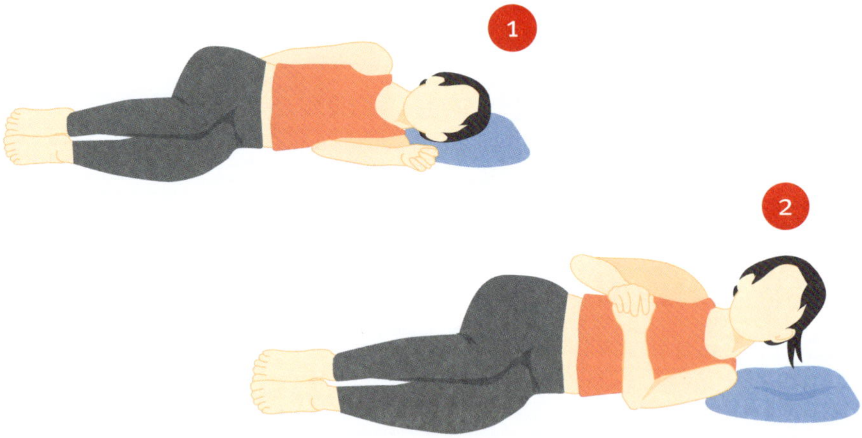

Übung 9:
Seitliche Sit-ups

Ausgangsposition: Legen Sie sich in Seitenlage (linke Seite am Boden) und winkeln Sie Ihre Knie an. ❶

Anleitung:

- Ballen Sie die linke Hand zur Faust und legen Sie Ihre rechte Hand auf die linke Faust, sodass Sie sich mit den Armen unterstützend nach oben drücken können.
- Heben Sie nun den Oberkörper von der Unterlage ab und halten Sie die Position. Dabei können Sie sich mit den Armen so viel wie nötig nach oben stützen, um sich zu unterstützen. ❷
- Wiederholen Sie die Übung auf der anderen Seite

Tipp: Wenn Sie das Programm regelmäßig durchführen, sollten Sie versuchen, sich im Verlauf immer weniger mit den Händen nach oben zu stützen, um Ihre seitliche Bauchmuskulatur besser zu trainieren.

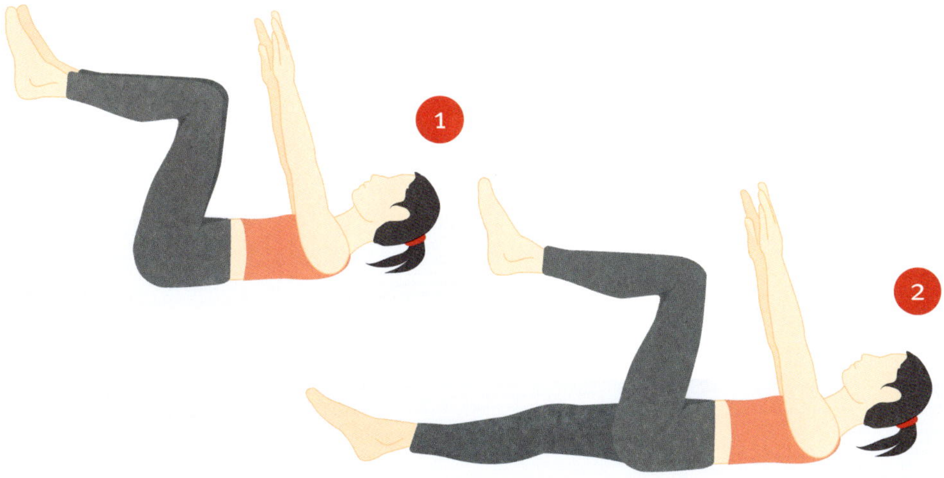

Übung 10:
Käfer im Liegen

Ausgangsposition: Rückenlage, dabei bildet der Kopf eine natürliche Verlängerung der Wirbelsäule und schwebt in der Luft.

Anleitung:

- Heben Sie Ihre Beine in die Luft und winkeln Sie diese an, die Unterschenkel sind dabei parallel zum Boden ausgerichtet.
- Strecken Sie Ihre Hände gerade nach oben, der Blick folgt den Händen. ❶
- Beginnen Sie die Übung, indem Sie ein Bein lang ausstrecken und ca. 10 cm oberhalb des Bodens parallel zu diesem ausrichten. Das andere Bein bleibt in der angewinkelten Position. Arme und Kopf bewegen sich ebenso nicht und der untere Rücken hat stehts Kontakt mit der Unterlage. ❷
- Die Bewegung sollte nur in den Beinen stattfinden, um konzentriert die Bauchmuskulatur zu trainieren.
- Im Anschluss heben Sie das Bein wieder in die Ausgangsposition und strecken dann das andere Bein lang aus.

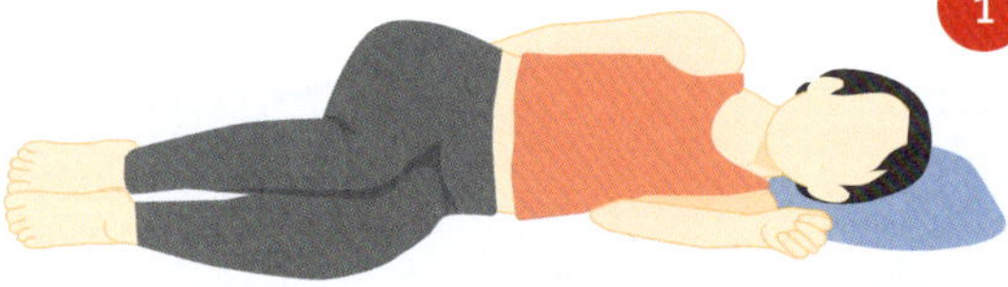

1

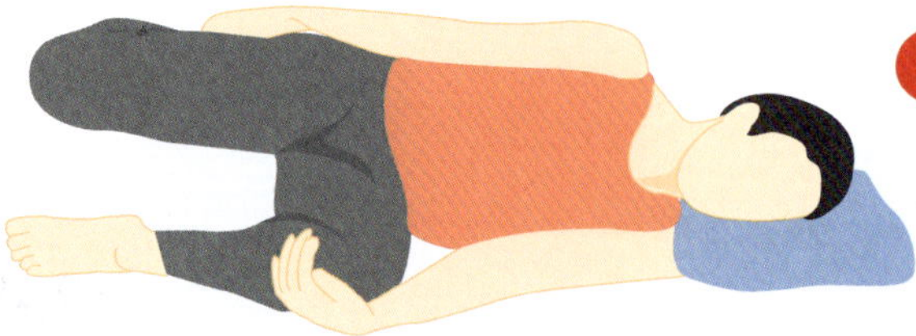

2

Übung 11:
Quadrizeps-Dehnung

Ausgangsposition: Seitenlage, beide Knie sind gebeugt. ❶

Anleitung:

- Ziehen Sie das untere Bein in Richtung Brust, sodass Sie stabil auf der Unterlage liegen können.
- Greifen Sie mit der oberen Hand den Knöchel des oberen Beins und ziehen Sie dieses nach hinten, das Knie bleibt dabei gebeugt. ❷
- Achten Sie darauf, dass Ihr Rücken gerade bleibt, und schieben Sie Ihre Hüftknochen tendenziell nach vorne, um die Dehnung zu intensivieren.
- Wiederholen Sie die Übung auf der anderen Seite.

Tipp: Falls es Ihnen schwerfällt, den Knöchel zu erreichen, unterstützen Sie sich mit einem Gürtel oder einem Band.

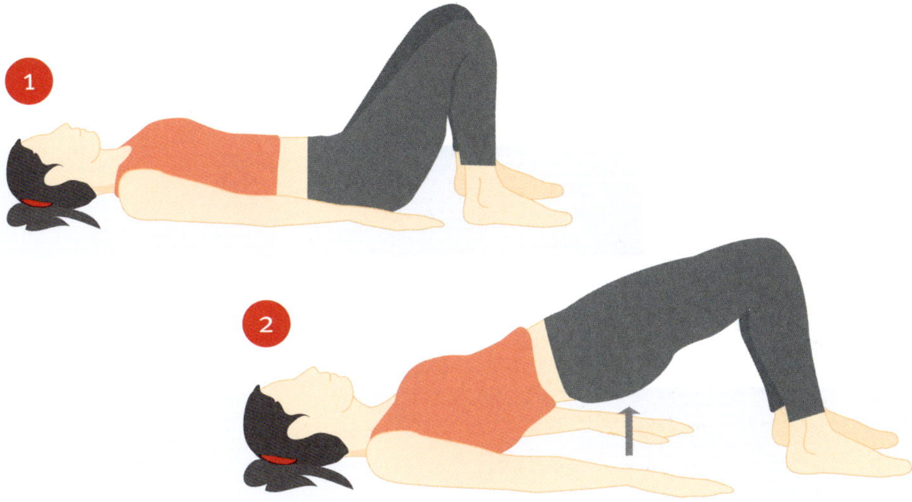

Übung 12:
Brücke im Liegen

Ausgangsposition: Rückenlage, die Arme sind parallel zum Körper ausgerichtet. Die Füße sind hüftbreit auseinander nah zum Gesäß aufgestellt. ❶

Anleitung:

- Drücken Sie die Füße in die Matte und hebe Sie Ihr Becken vom Boden ab.
- Drücken Sie nun das Becken richtig hoch und verankern Sie die Fersen fest im Boden. ❷
- Nun berühren nur noch die Schultern, die Arme, der Kopf und die Fußflächen die Unterlage und Ihr Körper bildet von den Schultern bis zu den Knien eine Gerade.
- Spannen Sie Ihr Gesäß an und halten Sie die Position mindestens 15 Sekunden.
- Senken Sie Ihr Becken, legen Sie es jedoch nicht auf die Unterlage ab, sondern gehen Sie gleich wieder in die Höhe.

Info: Diese Übung stärkt Gesäßmuskulatur und Beckenstabilität und hilft der Rumpfkontrolle.

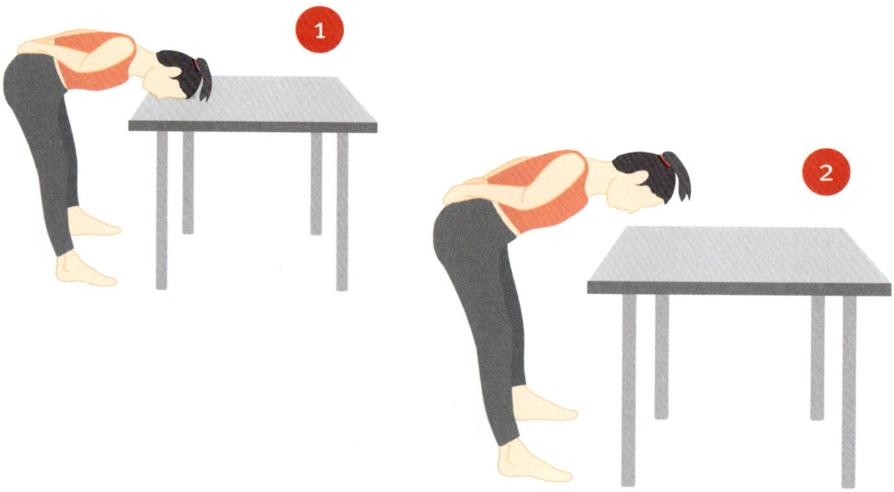

Übung 13:
Streckung des Oberkörpers am Tisch

Ausgangsposition: Stellen Sie sich mit hüftbreit voneinander entfernten und gebeugten Knien vor einen Tisch.

Anleitung:

- Legen Sie Ihre Hände hinter den Rücken und lehnen Sie sich nach vorne, bis Ihre Nase den Tisch berührt. ❶
- Heben Sie Ihre Brust etwa 15 Zentimeter an und halten Sie diese Position 10 Sekunden. ❷
- Senken Sie sich wieder zum Tisch ab und wiederholen Sie die Übung einige Male.

Tipp: Sie können alternativ die Übung in Bauchlage durchführen, dabei legen Sie sich ein Kissen als Unterstützung unter das Becken und heben den Oberkörper ca. 10 Zentimeter von der Unterlage ab. Dabei halten Sie die Position und senken den geraden Oberkörper anschließend langsam nach unten.

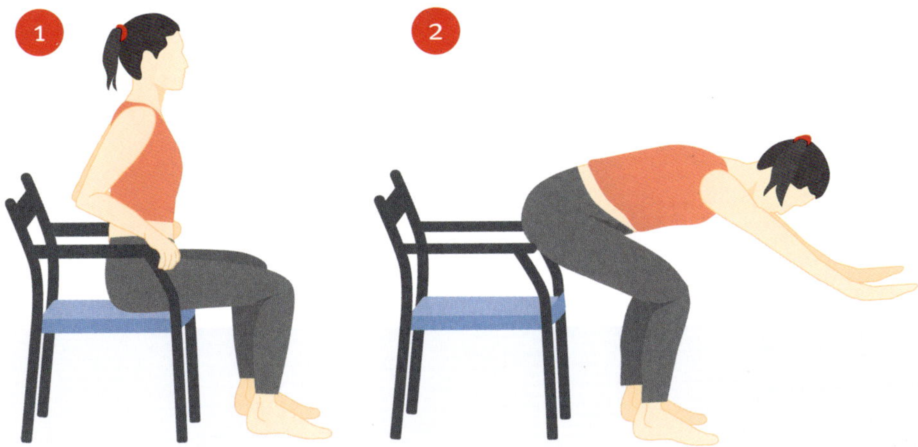

Übung 14:
»Sitz-Stand«

Ausgangsposition: Sitzend auf einem Stuhl mit Armlehnen.

Anleitung:

- Setzen Sie sich auf die vordere Kante des Stuhls und halten Sie Ihre Hände auf den Armlehnen.
- Achten Sie darauf, dass Ihre Beine schulterbreit auseinander stehen. ❶
- Lehnen Sie sich nach vorne, strecken Sie die Arme gerade nach vorne aus und stehen Sie auf (falls nötig, können Sie die Armlehnen zu Hilfe nehmen).
- Versuchen Sie, sich nun langsam wieder hinzusetzen, indem Sie Ihr Gewicht auf die Fersen verlagern und Ihr Gesäß in Richtung Stuhllehne bewegen.
- Wenn Ihr Gesäß etwa 15 Zentimeter vom Stuhl entfernt ist, halten Sie diese Position. ❷
- Kehren Sie dann in die Sitzposition zurück und wiederholen Sie die Übung ein paar Mal.

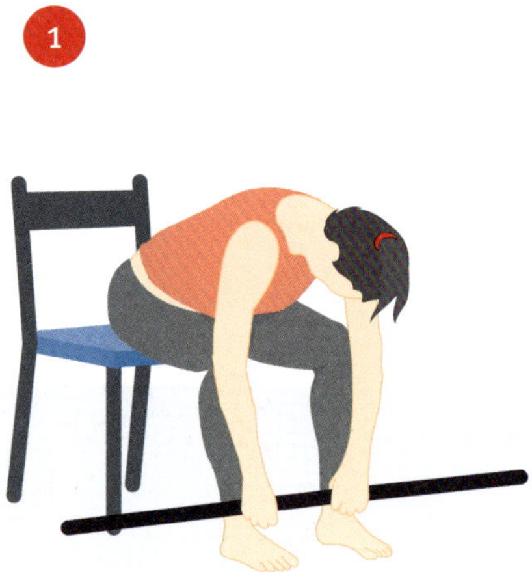

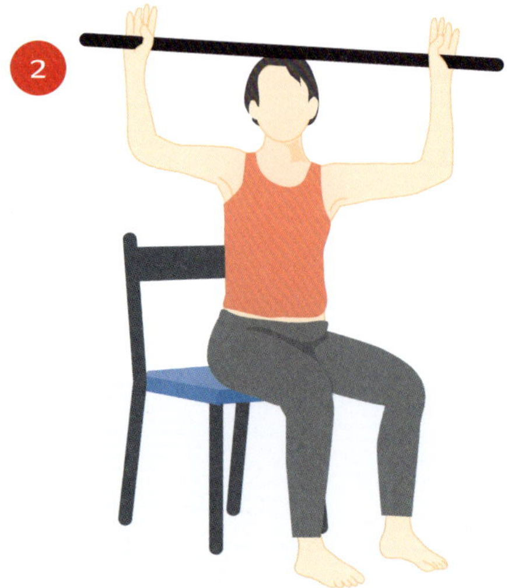

Übung 15:
Vornüberbeugen im Sitzen

Ausgangsposition: Sitzend auf einem Stuhl, Hilfsmittel: Stock (oder Besenstiel)

Anleitung:

- Setzen Sie sich auf die vordere Kante eines Stuhls, beide Beine sind eine Hüftbreite auseinander.
- Umfassen Sie mit beiden Händen einen Stock.
- Beugen Sie sich mit gestrecktem Rücken nach vorne und bewegen Sie den Stock in Richtung Ihrer Knöchel. Ziehen Sie sich dabei nach unten in Richtung Boden. Dabei sollten Sie eine starke Dehnung im Rücken spüren. ❶
- Richten Sie sich mit geraden Rücken auf, dabei strecken Sie die Arme mit dem Stock in Richtung Decke und versuchen, den Stock senkrecht nach oben zu drücken (wenige Sekunden halten). ❷
- Wiederholen Sie die Übung ein paar Mal.

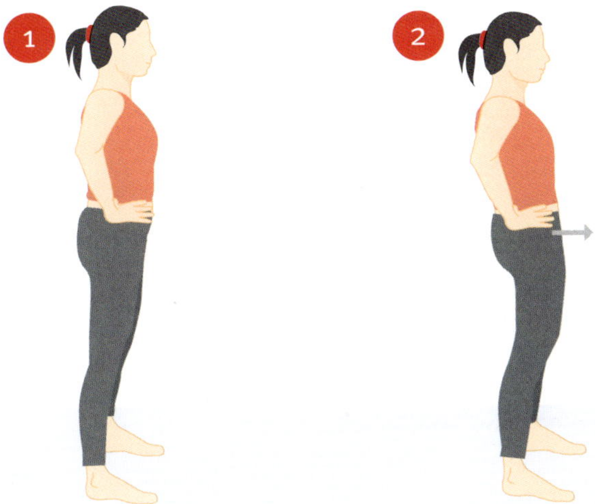

Übung 16:
Beckenkippung im Stehen

Ausgangsposition: Stand, Füße etwa hüftbreit auseinander. ❶

Anleitung:

- Spannen Sie Ihr Gesäß an und kippen Sie den Bauch nach oben (sodass der untere Rücken flach wird). Vermeiden Sie es, den Rücken zu krümmen. ❷
- Halten Sie diese Position.

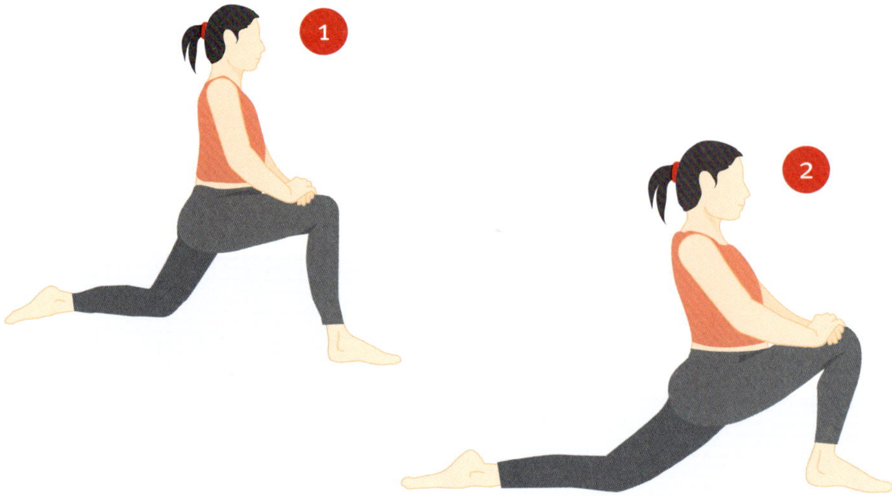

Übung 17:
Leisten-Dehnung

Ausgangsposition: Halbkniestand, das eine Bein ist mit einem Ausfallschritt rechtwinklig etwa einen halben Meter vor dem anderen aufgestellt. ❶

Anleitung:

- Richten Sie Ihr Becken auf, bringen Sie das Gewicht auf das vordere Bein und schieben Sie nun die Hüfte aktiv nach vorne. ❷
- Achten Sie darauf, dass sich beide Hüftknochen auf derselben Höhe befinden und Sie nicht ins Hohlkreuz fallen.
- Halten Sie diese Position.
- Wiederholen Sie die Übung auf der anderen Seite.

Info: Diese Übung dient der Dehnung Ihrer inneren Hüftbeuger-Muskulatur (des Musculus iliopsoas).

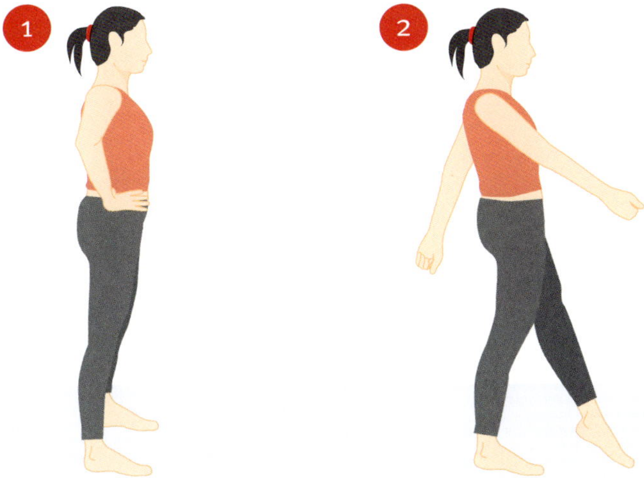

Übung 18: Beckenkippung beim Gehen

Ausgangsposition:

- Beckenkippung wie in Übung 7 beschrieben: Spannen Sie Ihre Gesäßmuskulatur an und ziehen Sie Ihren Bauch in Richtung Wirbelsäule, sodass Ihr Bauch fest wird. ❶
- Achten Sie darauf, nicht den Atem anzuhalten!

Anleitung:

- Kippen Sie nun das Becken nach oben in Richtung Ihres Kopfes.
- Versuchen Sie in dieser Beckenposition zu gehen. ❷
- Achten Sie darauf, dass Sie mit den Armen regelmäßig pendeln.

Häufige Fragen zum LWS-Übungsprogramm

Antworten auf häufige Fragen zu unserem sechswöchigen Übungsprogramm: Erwartungen, Symptome, Übungen und Tipps für Ihre Genesung – für mehr Mobilität und weniger Schmerzen.

1 Was kann ich von dem sechswöchigen Heimübungsprogramm erwarten?

In diesem Programm werden Ihnen Übungen gezeigt, die Sie unter physiotherapeutischer Anleitung oder eben auch völlig selbstständig zu Hause zweimal täglich durchführen können. Die genannte Anzahl der Wiederholungen ist eine Empfehlung und kein Muss. Wie erwähnt, sind auch wenige Wiederholungen besser als gar kein Training!

2 Stimmt es, dass sich meine Symptome zunächst verschlechtern können, bevor sie besser werden?

Es ist normal, dass Patienten in den ersten Tagen des vorgestellten Programmes eine leichte Verschlimmerung der Symptome bemerken können. Ihr Körper gewöhnt sich schrittweise an die Behandlung und die täglichen Übungen.

3 Wird das Programm meine Gehfähigkeit verbessern?

Die Schwierigkeiten beim Gehen sind die schwerwiegendste Einschränkung, die Patienten mit Spinalkanalstenose der LWS erfahren. Studien haben gezeigt, dass die meisten Patienten im Rahmen des Programms eine erhebliche Verbesserung ihrer Gehfähigkeit erfahren.

4 Wie hoch ist die Erfolgsquote?

Laut aktueller Veröffentlichungen berichten 83 % der Patienten von einer mindestens 50 %igen Verlängerung ihrer Gehstrecke am Ende des Programmes. Auch die Schmerzintensität bessert sich in der Regel, jedoch verschwindet der Schmerz meist nicht vollständig.

5 Wann werde ich Verbesserungen bemerken?

Die Verbesserung von Schmerz und Funktion braucht Zeit. Die meisten Patienten erzielen innerhalb der ersten sechs Wochen sehr gute Ergebnisse. Die größten Fortschritte werden jedoch nach 6–12 Monaten regelmäßiger Durchführung der Übungen und Anwendung der empfohlenen Strategien erwartet.

6 Was passiert nach dem sechswöchigen Programm?

Nach dem sechswöchigen Programm setzen Sie die Übungen einfach einmal täglich selbstständig fort. Nachuntersuchungen zur Überprüfung Ihres Fortschritts und zur Fortsetzung der Behandlung sind empfehlenswert. Achtung: Es kann zu Rückfällen kommen und letztlich kann eine zusätzliche Behandlung erforderlich sein.

7 Warum muss ich meine körperliche Aktivität steigern und die Sitzzeit reduzieren?

Es ist wichtig, dass Sie sich den ganzen Tag über bewegen. Eine erhöhte körperliche Aktivität in Kombination mit wenig Sitzen verringert das Risiko, Unabhängigkeit zu verlieren, sowie das Risiko gesundheitsschädlicher Folgen.

8 Was soll ich tun, wenn sich meine Symptome verschlimmern?

Rückfälle sind möglich und nicht selten. Wenn Sie eine leichte Verschlimmerung der Symptome bemerken, versuchen Sie, Ihre Übungen zunächst trotzdem durchzuführen. Vorsicht: Arbeiten Sie nicht gegen einen anhaltenden Schmerz an! In solchen Fällen wenden Sie sich umgehend an Ihren Arzt.

9 Warum sollte ich die Beckenkippung lernen?

Das Beckenkippen kann den Raum in den Nervenkanälen vergrößern und dadurch Reizung und Druck auf die Nerven, die den unteren Rücken und die Beine versorgen, verringern. Dies kann Rücken- und Beinschmerzen lindern und Ihr Stehen und Gehen verbessern.

10 Wie können mich meine Familie und Freunde bei der Genesung unterstützen?

Es ist wichtig, ein »Hilfs-Netzwerk« zu haben. Familie und Freunde können Sie motivieren, Ihre täglichen Übungen durchzuführen und Ihre eigenständigen Lösungsansätze umzusetzen.

11 Wie viel Zeit nehmen die Übungen in Anspruch?

Die Übungszeit nimmt jede Woche etwas zu. In der ersten Woche dauern die Übungen etwa 15 Minuten, zweimal täglich. Später im Programm werden Sie mehr Übungen machen, die etwa 30–40 Minuten dauern, ebenfalls zweimal täglich. Nach dem Programm können Sie die Übungen dann nur noch einmal täglich fortführen.

12 Warum brauche ich ein Ergometer?

Ein Ergometer hilft, die Beinmuskulatur zu stärken und die allgemeine kardiovaskuläre Fitness zu verbessern, ohne dabei Ihre Schmerzen zu verschlimmern. Auf einem Ergometer sitzen Sie nämlich in einer nach vorne geneigten Position. Dadurch vergrößert sich der Raum in den Nervenwurzellöchern und der Druck auf die Nervenwurzeln verringert sich.

13 Was ist, wenn ich kein Ergometer habe? Gibt es andere Optionen?

Natürlich gibt es andere Möglichkeiten. Sie können z. B. Treppen steigen, Wassergymnastik machen oder aufs Laufband (mit Neigung) steigen. Diese Übungen steigern ebenfalls Ihre kardiovaskuläre Fitness und Muskelkraft und verringern Druck und Einengung der Nervenwurzeln.

14 Wann ist die beste Tageszeit, um die Übungen durchzuführen?

Ganz wie Sie möchten! Viele entscheiden sich für morgens und dann am späten Nachmittag oder frühen Abend.

15 Kann ich die Übungen auf meinem Bett machen?

Die Übungen wurden so erstellt, dass sie im Prinzip auch im Bett durchgeführt werden könnten, allerdings sind das keine idealen Verhältnisse! Die Übungen sind am besten auf einer Matte auf dem Boden durchzuführen. Es ist allerdings klar, dass es vielen älteren Menschen schwerfällt, auf den Boden zu kommen und wieder aufzustehen.

16 Wie viele Schritte sollte ich täglich machen?

Personen über 65 Jahre sollten versuchen, mindestens 4400 Schritte pro Tag zu gehen. Studien legen jedoch nahe, dass 7500–10000 Schritte pro Tag von noch größerem gesundheitlichem Vorteil sind.

Rundum stark: Übungen für Ihre HWS

Entdecken Sie gezielte Übungen zur Stärkung Ihrer Halswirbelsäule und Verbesserung der Beweglichkeit. Mit kontrollierter Mobilisation und praktischen Tipps optimieren Sie Ihre Körperhaltung und lindern Beschwerden.

Bei einer Spinalkanalstenose der Halswirbelsäule (HWS) unterscheidet sich der Übungsansatz von dem bei der Lendenwirbelsäule (LWS), da das empfindliche Rückenmark im Bereich der HWS verläuft. Trotzdem ist keine vollständige Ruhigstellung notwendig. Im Gegenteil: Eine vorsichtige, kontrollierte Mobilisation kann in Kombination mit einer schrittweisen Schmerztherapie zur Linderung der Beschwerden beitragen.

Die folgenden drei Übungen zielen darauf ab, Kraft und Beweglichkeit zu verbessern sowie Ihre Körperhaltung zu optimieren. Zusätzlich erhalten Sie Hinweise zur Ergonomie im Alltag und am Arbeitsplatz. Ziel ist es, dass Sie diese Übungen eigenständig durchführen und gesunde Bewegungsmuster in Ihren Alltag integrieren.

Besonders hilfreich sind Übungen, die die Muskulatur des Nackens und des Schultergürtels kräftigen.

Neben den spezifischen Übungen kann auch regelmäßiges Ausdauertraining wie schnelles Gehen oder Radfahren eine positive Wirkung auf Ihre Beschwerden haben. Sanfte Bewegungsformen wie Yoga, Tai-Chi oder Qigong sind ebenfalls empfehlenswert, da sie die Muskulatur stärken und gleichzeitig die Beweglichkeit fördern.

Denken Sie daran, dass jede Therapie individuell angepasst werden sollte. Besprechen Sie bei einer HWS-Stenose immer Ihre aktuelle Situation mit Ihrem Therapeuten, um das optimale Training für sich zu finden.

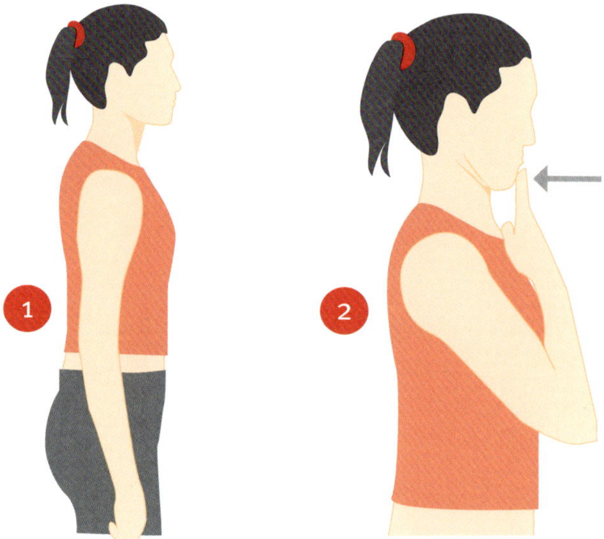

Übung 1:
Erlernen der »Chin-in«-Position

Ausgangsposition:

- Sitzposition, auch Stehen möglich.

Anleitung:

- Setzen oder stellen Sie sich aufrecht hin und richten Sie dabei auch Ihre Brustwirbelsäule auf.
- Ziehen Sie nun Ihr Kinn in Richtung Wirbelsäule an, sodass der Nacken »lang« bleibt. ❶
- Halten Sie die Spannung 10–15 Sekunden und entspannen Sie anschließend Ihren Nacken.
- Wiederholen Sie die Übung einige Male.

Variante 1: Nicken Sie mit dem Kopf in kleinen »Ja«-Bewegungen. ❷

Variante 2: Drehen Sie den Kopf langsam nach links und rechts bis zur Endposition. Wichtig ist, dass Sie lediglich ein kleines Nicken vollziehen und nicht komplett das Kinn zur Brust bewegen!

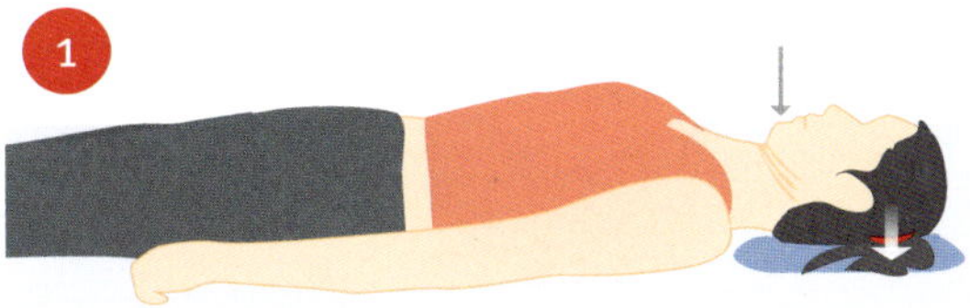

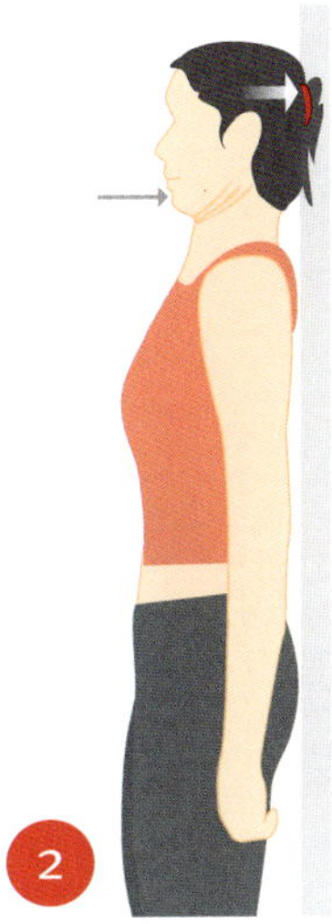

Übung 2:
Leichte Kräftigung der Nackenmuskulatur

Ausgangsposition: Begeben Sie sich in Rückenlage.

Anleitung:

- Ziehen Sie das Kinn heran, sodass der Nacken »lang« wird (Chin-in).
- Versuchen Sie nun, den Druck auf der Matte mit Ihrem Hinterhaupt zu erhöhen. ❶
- Halten Sie die Spannung 10 Sekunden und entspannen Sie anschließend Ihren Nacken.
- Wiederholen Sie die Übung ein paar Mal.

Tipp: Die Übung kann als Steigerung im Stand angelehnt an einer Wand wiederholt werden. ❷

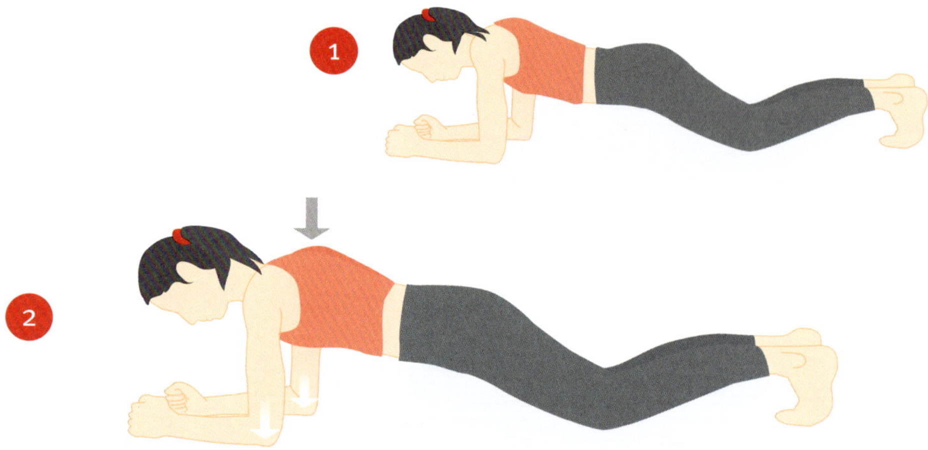

Übung 3: Schulterblatt-Mobilisierung

Ausgangsstellung: Knie-Ellenbogen-Stand, die Ellenbogen sind unter den Schultern ausgerichtet. ❶

Anleitung:

- Die Schulterblätter sinken ein, dabei bewegt sich die Brustwirbelsäule in Richtung Boden und die Schulterblätter ziehen in Richtung Wirbelsäule. ❷
- Erhöhen Sie den Druck der Ellenbogen zum Boden und bewegen Sie die Brustwirbelsäule in Richtung Decke. Die Schulterblätter spannen sich dabei auf.
- Wiederholen Sie die Übung einige Male.

Tipp zur visuellen Vorstellung: Stellen Sie sich vor, zwei Flügel an den unteren Schulterblättern zu haben, die Sie seitlich nach außen aufspannen müssen.

Rückenschmerzen seelisch bewältigen

Neben den Übungen und Techniken, die Sie gelernt haben, gibt es noch weitere nützliche Tipps zur Reduktion Ihrer Schmerzen.

Schmerzen und Symptome, die mit einer Spinalkanalstenose einhergehen, stellen für die meisten Betroffenen eine psychische Belastung dar. Sie fühlen sich eingeschränkt in ihren Alltagsaktivitäten und das führt häufig zu Gefühlen von Hilflosigkeit, Traurigkeit oder Wut und negativen Gedanken. Das ist eine normale Reaktion auf eine schwierige Situation. Gleichzeitig erleben viele Betroffene, dass sie Hobbys und freudvollen Aktivitäten nicht mehr so nachgehen können, wie gewohnt, und dadurch fehlt der positive Ausgleich zu einer belastenden Situation. Kurz gesagt: Die Psyche wird in Mitleidenschaft gezogen. Da Körper und Psyche sich nicht voneinander trennen lassen und sich gegenseitig beeinflussen, verschlimmern negative Gefühle und Gedanken die Schmerzen und können die Bewegungsfähigkeit deutlich verringern. Dies wiederum verstärkt negative Gefühle und Gedanken und ein Teufelskreis entsteht. Deswegen ist es wichtig, von Anfang an auch ganz bewusst auf die eigenen Gefühle und Gedanken zu achten und die Seele bewusst positiv zu stärken.

Angeführt finden Sie einige hilfreiche Tipps zur Stärkung Ihrer Psyche. Sie sollen Ihnen dabei helfen, Ihre Schmerzen besser zu bewältigen, aktiv zu bleiben und dadurch auch die Schmerzen zu reduzieren.

Balance zwischen Aktivität und Ruhe: Menschen fühlen sich besser, wenn sie sich Dingen widmen, die sie glücklich und entspannt machen und sie engagiert und aktiv am Leben teilhaben lassen. Es gilt hier insbesondere auf die richtige Balance zwischen Aktivität und Entspannung zu achten. Manche neigen dazu, alles so zu machen wie bisher und sich zu überfordern, andere neigen dazu, sich zu viel zu schonen. Hier gilt es, sich auszuprobieren und offen für Anpassungen zu sein. Ändern Sie Ihren Lebensstil, indem Sie nicht zu schnell zu viel tun und bei Bedarf Hilfsmittel wie Gehhilfen verwenden. Denken Sie daran: Nur ein kleiner Spaziergang während des Tages, mit oder ohne Hilfe, ist besser als gar kein Spaziergang!

Entspannungsrituale: Es gibt sowohl beruhigende Videos als auch Musik, die beim Einschlafen oder zur Entspannung untertags helfen können. Dazu bieten sich Naturgeräusche wie sanfte Meereswellen oder ruhige Melodien an. Bei einigen Betroffenen können zusätzlich geführte Meditationen zur Entspannung beim Einschlafen helfen. Letztlich liegt der Fokus dieser Methoden darauf, körperliche und geistige Ruhe zu fördern, indem sie von alltäglichen Sorgen ablenken und eine beruhigende Atmosphäre schaffen.

Atemübungen: Atemübungen helfen dabei, sowohl Muskelanspannung als auch Angst und Schmerzen zu reduzieren. Finden Sie eine ruhige, bequeme Position, egal ob im Sitzen oder Liegen. Atmen Sie tief und langsam ein. Halten Sie den Atem 15–20 Sekunden an und atmen Sie dann aus. Konzentrieren Sie sich auf etwas Ruhiges und Angenehmes, z. B. auf eine entspannende Erfahrung aus der Vergangenheit. Konzentrieren Sie sich darauf, langsam ein- und auszuatmen. Wiederholen Sie dies 3- bis 4-mal.

Vorstellungskraft: Es ist bekannt, dass das, woran Sie denken, das Erleben Ihrer Schmerzen beeinflusst. Denken Sie jeden Tag an angenehme Dinge, die Ihnen Freude bereiten: sowohl reale als auch imaginäre. Vermeiden Sie es, sich in negativen Gedanken zu verlieren. Da negative Gedanken sehr aufdringlich sein können, ist es für viele schwer, hier einen richtigen Umgang zu finden. Eine hilfreiche Strategie ist, sich bewusst zehn Minuten pro Tag zu erlauben, in denen alle negativen Gedanken bewusst durchgedacht werden dürfen. Stellen Sie sich hierzu einen Wecker und schreiben Sie am besten alles auf. Danach richten Sie Ihre Aufmerksamkeit wieder ganz bewusst auf andere Sachen.

Lenkung der Aufmerksamkeit: Wenn Sie sich zu sehr auf Schmerzen konzentrieren, nehmen Sie Schmerzen auch schneller und intensiver wahr. Dies bestärkt den Teufelskreis des Schmerzes. Versuchen Sie, Ihre anderen Sinne zu nutzen, um den Aufmerksamkeitsfokus auch bewusst auf andere Wahrnehmungen zu lenken. Kommen Sie ins Beobachten. Was können Sie momentan riechen, schmecken, hören, fühlen, sehen? Nehmen Sie sich bewusst fünf Minuten Zeit und nen-

nen Sie in jeder Kategorie fünf Dinge, die Sie wahrnehmen. Dies können Sie mehrmals wiederholen.

Positive Aktivitäten nachgehen: Auch wenn manche Hobbys vielleicht momentan aufgrund der Symptome nicht mehr durchführbar sind, versuchen Sie bewusst, schöne und freudvolle Aktivitäten in Ihren Alltag zu integrieren. Werden Sie kreativ und überlegen Sie sich, welche Kleinigkeiten Ihnen im Alltag guttun, sei es ein Buch zu lesen, Musik zu hören, sich mit Freunden zu treffen oder ein neues Hobby zu starten. Vermeiden Sie soziales Rückzugsverhalten. Es gilt die gleiche Regel wie bei den Spaziergängen: lieber kürzere Treffen mit Freunden oder Telefonate als gar keine!

Professionelle Unterstützung: Wenn Sie das Gefühl haben, dass die negativen Gefühle und Gedanken überhandnehmen, Sie Ihre Interessen verlieren und Sie sich nicht mehr freuen können – holen Sie sich professionelle Unterstützung in Form von psychologischer oder psychotherapeutischer Hilfe.

Stichwortverzeichnis

Bibliografische Information der Deutschen Nationalbibliothek
Die Deutsche Nationalbibliothek verzeichnet diese Publikation in der Deutschen Nationalbibliografie; detaillierte bibliografische Daten sind im Internet über dnb.d-nb.de abrufbar.

Programmplanung: Celestina Filbrandt
Projektmanagement: Manuela Hunfeld
Redaktion: Magdalena Kieser
Bildredaktion: Marie Crämer
Umschlaggestaltung: © Thieme
Layout: CYCLUS · Visuelle Kommunikation, Stuttgart

Bildnachweis:
Covermotiv und Bild S. 3: © pikovit/stock.adobe.com – composed and edited by Thieme
Autorenfoto: © München Klinik gGmbH/Natalie Schneider
Danksagung S. 2 (Foto unten): © Marienklinik/Felizitas Radmüller
Abbildungen S. 4, 6, 8, 26, 48: © pikovit/stock.adobe.com – edited and composed by Thieme
Zeichnungen: Christine Lackner, Ittlingen (außer S. 11, 12, 14/15, 17, 36, 38)
Die abgebildeten Personen haben in keiner Weise etwas mit der Krankheit zu tun.

1. Auflage 2025

TRIAS Verlag in Georg Thieme Verlag KG
Oswald-Hesse-Straße 50, 70469 Stuttgart

Satz und Repro: Fotosatz Buck, Kumhausen
Druck: AZ Druck und Datentechnik GmbH, Kempten

Gedruckt auf chlorfrei gebleichtem Papier
Printed in Germany

ISBN 978-3-432-11772-0
eISBN (ePub) 978-3-432-11773-7

1 2 3 4 5 6

MIX
Papier | Fördert gute Waldnutzung
FSC® C008457
FSC www.fsc.org

Wo datenschutzrechtlich erforderlich, wurden die Namen und weitere Daten von Personen redaktionell verändert (Tarnnamen). Dies ist grundsätzlich der Fall bei Patient*innen, ihren Angehörigen und Freund*innen, z. T. auch bei weiteren Personen, die z. B. in die Behandlung von Patient*innen eingebunden sind.

Thieme Publikationen streben nach einer fachlich korrekten und unmissverständlichen Sprache. Dabei lehnt Thieme jeden Sprachgebrauch ab, der Menschen beleidigt oder diskriminiert, beispielsweise aufgrund einer Herkunft, Behinderung oder eines Geschlechts. Thieme wendet sich zudem gleichermaßen an Menschen jeder Geschlechtsidentität. Die Thieme Rechtschreibkonvention nennt Autor*innen mittlerweile konkrete Beispiele, wie sie alle Lesenden gleichberechtigt ansprechen können. Die Ansprache aller Menschen ist ausdrücklich auch dort intendiert, wo im Text (etwa aus Gründen der Leseleichtigkeit, des Text-Umfangs oder des situativen Stil-Empfindens) z. B. nur ein generisches Maskulinum verwendet wird.

Unsere Umwelt ist uns wichtig!
Papier aus nachhaltigen und kontrollierten Quellen
Druck in Deutschland mit kurzen Lieferwegen
Druckereien mit hohen Ansprüchen an Ökologie

TRIAS, einer der führenden Ratgeberverlage im Bereich Gesundheit, gehört zur Thieme Gruppe, marktführender Anbieter medizinischer Fachinformationen und Services. Anspruch der Thieme Gruppe ist es, den im Gesundheitswesen tätigen Berufsgruppen sowie allen an Gesundheit Interessierten genau die Informationen und Angebote bereitzustellen, die sie in einer bestimmten Arbeitssituation oder Lebensphase benötigen. Durch die hohe Qualität und zielgruppenspezifische Relevanz der angebotenen Leistungen bereitet Thieme den Weg für eine bessere Medizin und mehr Gesundheit im Leben.

Thieme